UNA ALIMENTACIÓN SALUDABLE
Autor: Adolfo Pérez Agustí

Edita: Ediciones Masters
Fernán Caballero, 4-1º dcha.
28019 MADRID (Spain)
edicionesmasters@gmail.com
http://www.edicionesmasters.com

UNA ALIMENTACIÓN SALUDABLE

Los numerosos estudios sobre cuál es la alimentación perfecta ha llevado a los científicos a investigar en qué alimento está el secreto de la eterna juventud y para saberlo nada mejor que repasar la alimentación básica de los hombres más longevos. Los resultados, altamente interesantes, dejaron bien claro lo que ya sabíamos: la alimentación correcta debe complementarse con ejercicio adecuado, muchas horas de descanso y un estado feliz de la mente.

PUEBLOS LONGEVOS

Jfaf Lasuria, natural de Rusia y que llegó a vivir más de **ciento cuarenta años**, dijo que la fuente de la juventud se encontraba en cada uno de nosotros, pero que casi nadie sabe utilizar su propio cuerpo. Los científicos y expertos en alimentación, por su parte, en su intento de dar una dieta perfecta pero estándar, no tienen una idea tan filosófica de la salud y por ello tienen que rectificar periódicamente sus recomendaciones y conclusiones.

Puerto rico

Un intento de modificar la dieta de los habitantes de Puerto Rico, introduciéndoles carne de buey procedente de Argentina, trajo como consecuencia una disminución inmediata de la fertilidad de sus gentes. Sin embargo, cuando se hizo lo contrario con los esquimales y se les disminuyó la ración tradicional de carne de foca y grasas saturadas, siendo sustituidas por **legumbres y cereales**, su índice de natalidad se triplicó. Esto nos lleva a una conclusión muy interesante, pues indica que en la naturaleza predomina por encima de todo la supervivencia de las especies, factor que está ligado fuertemente a la salud de los individuos.

Cáucaso

Los habitantes del Cáucaso siempre han tenido fama de fornidos, buenos jinetes y eficaces amantes de las mujeres, y llegan a sobrepasar con frecuencia los **cien años** de edad. Cuando llegan a los noventa años aún tienen ganas de volver a **casarse**, trabajan cuatro horas diarias e incluso se atreven todavía a ir de cacería. Un factor importante es que no necesitan trabajar para sobrevivir, ya que el gobierno les asegura una pensión digna y esto hace que se dediquen solamente a realizar aquellas labores que más les gusta.

En estas regiones la obesidad no se conoce y su régimen calórico apenas pasa de las **dos mil calorías**, incluso en épocas de frío o gran actividad.

Comen **verduras y frutas** todo el año, carne una sola vez por semana, no toman sopas o caldos y nunca les faltan **tomates, pepinos, cebolletas y ajos**. Utilizan con generosidad las hierbas, tanto para condimentar sus comidas como para curarse, y su ración diaria de frutas está compuesta básicamente de **manzanas, caquis, granadas y uvas**. Los productos lácteos fermentados -**yogur, leche cuajada**- sin ningún tipo de conservantes o condimentos, sustituyen frecuentemente al agua como bebida.

Siguiendo con la búsqueda de cuál es el alimento clave (aunque ya hemos encontrado algunos, como son la leche fermentada y la utilización de hierbas), sabemos que su ración de grasas la sacan de las nueces (70 por 100 de grasa), lo que les asegura una gran cantidad considerable de grasas poliinsaturadas. El azúcar blanco no lo prueban, el cual sustituyen por la miel, mucho más nutritiva y saludable. No les gusta beber té ni café y, sin embargo, beben un vino elaborado por ellos mismos de muy bajo contenido alcohólico, aunque en los días fríos utilizan con frecuencia el vodka.

Hunza

Otro pueblo altamente saludable es el estado de Hunza, situado en el Himalaya, cuyos habitantes fueron inmortalizados en la novela *Horizontes Perdidos*, historia que posteriormente fue llevada al cine por Frank Capra. Según el príncipe

5

Mohammed Khan, hermano del emir, el secreto de su larga vida reside en la ingestión diaria de **albaricoques secos**, en los cuales se encuentra la preciada **vitamina B15** o ácido pangámico, increíblemente prohibida en la mayoría de los países.

Situado a más de dos mil cuatrocientos metros de altitud, los habitantes de Hunza viven en casas de barro y piedra y tienen un régimen político poco democrático, aunque de leyes suaves. La edad media de sus habitantes sobrepasa los **noventa años** y es frecuente encontrarse con ancianos de hasta **ciento veinte años**, aunque el Gobierno se empeña en alterar las partidas de nacimiento de estas gentes, con el fin de que el resto del mundo deje de interesarse por ellos.

Como antes decía, los **albaricoques** forman la base de su dieta e incluso llegan a tomar la **almendra triturada**, siendo un sacrilegio para ellos tirarla, ya que en su interior está todo el secreto de su larga vida. La carne solamente la comen en los meses fríos del invierno, toman abundantes **frutas y verduras**, beben **agua purísima** de los glaciares y realizan **largas caminatas** diarias. El café y el té son sustituidos por **zumo de albaricoque** y los niños chupan la **almendra del albaricoque** en sustitución de caramelos. Lo curioso de este alimento es que los expertos occidentales han prohibido desde siempre el consumo de la almendra del albaricoque, alegando que contiene una cantidad apreciable de *cianuro*, precisamente lo que le confiere su sabor amargo. Pero lo que no han explicado es que la presencia en nuestro organismo de la *betaglucosidasa* inactiva la toxicidad de ese *cianuro* orgánico y que la parte carnosa de la fruta contiene una enzima llamada *rodonasa*, la cual compensa los excesos de cianuro de la almendra.

Vilcabamba

Siguiendo con nuestro recorrido mundial llegamos al valle de Vilcabamba, situado a quinientos kilómetros de Quito (Ecuador), en el cual las mujeres alcanzan con frecuencia los **ciento veinte años** de edad y siguen dando a luz incluso a los cincuenta años. Su ritmo de vida es similar a los otros dos pueblos y consiste en una alimentación de no más de **dos mil calorías** diarias, **trabajo suave** pero continuo, aire y agua limpios, así como una dieta preferentemente **vegetariana**. Es curioso que ninguno de los pueblos más saludables centre su alimentación en la carne.

En este pueblo viven unas dos mil personas y otras tres mil más en las laderas. Su temperatura apenas varía de los 20°, salvo por las noches que enfría algo.

Al igual que en los otros dos pueblos, sus casas están construidas con material sencillo, *barro* y *piedras*, y todos sus utensilios de cocina están elaborados con barro y ninguno contiene metales perniciosos.

Su consumo de hierbas es alto y no faltan la **menta** y las **hojas de naranjo**, con las que se hacen infusiones que sustituyen al café. La alimentación está compuesta esencialmente de **queso, frutas** y **verduras, principalmente papaya, maíz, plátano, cebada, uva, tomate y avena**. El azúcar lo toman natural, sin refinar, procedente de la **caña de azúcar**.

Este pueblo no conoce la obesidad ni la calvicie, y los hombres son capaces de realizar el amor hasta pasados los noventa años, algo que les llena de orgullo. Para muchos, el secreto de tan larga vida y fecundidad está en una raíz llamada **yuca**, similar a la patata, la cual la toman diariamente hervida.

Conclusión

Estos tres pueblos que hemos comentado tienen entre sí unos puntos en común altamente clarificadores:

1. Realizan ejercicio diario sin prisas; no compiten, solamente se mueven y trabajan
2. Apenas comen carne animal
3. Consumen frutas y verduras recién cogidas
4. Su ingesta calórica nunca es superior a las dos mil calorías

5. Apenas beben alcohol ni café, aunque elaboran sus propios aguardientes

6. Hacen uso abundante de las plantas medicinales

7. No toman azúcar refinado ni harinas blancas

8. Viven en lugares donde la polución no se conoce

9. No tienen que competir con otros pueblos

LO QUE AÚN NO SABES SOBRE LAS VITAMINAS

Desde que el investigador Funk descubrió la importancia de unos compuestos esenciales para la vida, a los que llamó vitaminas (nombre erróneo, ya que no todas son aminas), hasta hoy, su popularidad ha pasado por muchas fases. En un principio se las consideró la clave para restablecer la salud perdida pero, posteriormente, su importancia como elemento terapéutico no pasó de ser solamente un estímulo para organismos debilitados. En poquísimos hospitales son administradas sistemáticamente a todos los enfermos y la mayoría de los médicos piensan que si no existe una causa manifiesta de avitaminosis no hay porqué utilizarlas.

Lo cierto es que, al igual que cualquier componente presente en los alimentos, las vitaminas pueden ayudarnos mucho más de lo que pensamos y que, independientemente de que padezcamos carencia o no de alguna de ellas, su administración extra nos solucionará un sinfín de enfermedades, ya que, a fin de cuentas, no hay que olvidar que parte del éxito de una terapia basada en los alimentos está precisamente en la cantidad de vitaminas que esos alimentos contienen.

El presente estudio se centra en explicar todas las aplicaciones posibles de cada vitamina en particular, al margen de que nuestro organismo carezca o no de alguna de ellas.

Vitamina A

Suelen existir carencias de esta vitamina cuando la ingestión no es suficiente o cuando se suprimen drásticamente las grasas, ya que al ser liposoluble necesita un medio graso para poderse absorber. Las enfermedades del hígado, del intestino, las diarreas agudas, la ingestión de aceite de parafina y las alteraciones del tiroides, son las causas más comunes de carencias de vitamina A.

La vitamina A es indispensable para el crecimiento, desarrollo del cuerpo, reparación de tejidos gastados y el buen funcionamiento de la pared gástrica, el tejido pulmonar, las vías urinarias, la madurez de los órganos sexuales y la formación de la placenta.

Hay que utilizarla en la falta de crecimiento infantil, en la disminución de las plaquetas, cuando hay carencia de saliva o lágrimas, en la esterilidad, en las alteraciones oculares (sobre todo cuando la visión disminuye al atardecer o no se recupera al entrar en un sitio oscuro) y en cualquier otra alteración ocular.

Igualmente hay que aplicarla en las siguientes enfermedades:

Psoriasis y cualquier otra forma escamosa de la piel, débil resistencia a las enfermedades junto a la vitamina C, niños prematuros, producción disminuida de espermatozoides, carencia de ovulación en la mujer, hipertiroidismo, acné (asociada a la vitamina B6), durante la fase de recuperación de las quemaduras y heridas para ayudar a la regeneración rápida de la piel. También en gastritis, úlceras duodenales y diarreas; para prevenir los cálculos renales y de vesícula; en todas las ronqueras, sinusitis secas y bronquitis, así como en las sorderas, zumbidos de oídos y las otitis.

Igualmente hay que utilizarla en el embarazo para asegurar el buen desarrollo del feto y posteriormente para evitar las grietas del pezón; en la insuficiencia hepática, la hipertensión, la piorrea dental, las jaquecas de repetición, el insomnio y la cistitis. Es recomendable aplicarla en casos de sequedad de piel, bien sea por la edad u otras causas, en el cabello seco y quebradizo, las canas, la caída del cabello, las uñas quebradizas y la caries.

Se encuentra en la yema de huevo, la col, el perejil, las zanahorias, las espinacas, el aceite de hígado de bacalao, el yogur, los tomates y el melocotón.

Vitamina B-1

Su carencia está provocada por el refinado excesivo de los productos vegetales, especialmente los cereales, y no son raras las avitaminosis hoy en día. Al no poderse almacenar en nuestro organismo será necesario tomarla continuamente, ya que de ella dependen funciones tan básicas como el funcionamiento correcto del sistema nervioso y periférico, al ser decisiva para la síntesis de la acetilcolina. Otra función de gran interés es la producción de la energía a través de la glucosa, la cual necesita vitamina B para degradarla en gas carbónico y agua.

Se debe aplicar por supuesto en el beriberi, enfermedad casi en extinción pero cuyas formas larvadas son aún hoy en día frecuentes entre aquellas personas que consumen harinas refinadas en abundancia. Comer pescado crudo también provocará su carencia, ya que en ellos existe una enzima -la tiaminasa- que inactiva la vitamina que ingerimos. Otro detalle a tener en cuenta es que se debe tomar con los alimentos y rechazar los inyectables, ya que la asimilación no es mayor y, por el contrario, los efectos secundarios pueden ser muy graves.

Hay que utilizarla en los calambres nocturnos o del deportista, en las neuralgias, la ciática y cualquier dolor nervioso. En los sudores fríos de repetición, la taquicardia, la pesadez y la falta de vivacidad muscular, así como en la neurastenia y demás problemas mentales. También es recomendable en las diarreas, vómitos, gases y cualquier disfunción del aparato digestivo, lo mismo que cuando se toman cantidades altas de glucosa o alimentos ricos en carbohidratos.

En la cirrosis hepática producida por el alcohol y siempre que se beba con frecuencia. En los pinchazos difusos, los hormigueos, las palpitaciones, la disnea (falta de aire), la polineuritis, la hipertensión, infarto y angina de pecho, así como en cualquier problema circulatorio.

14

Se puede utilizar igualmente para estimular el apetito, en la ausencia de menstruación, en la piel fría, torpeza de coordinación muscular, adelgazamiento inexplicable y, por supuesto, en las depresiones nerviosas de repetición, sobre todo aquellas que aparecen en verano. También es útil en el insomnio, dolores de cabeza en personas reumáticas, parálisis intestinal postoperatoria, ingestión de antiácidos, estreñimiento crónico y cualquier tipo de intoxicación alcohólica o de drogas.

Se encuentra en el germen de trigo, la levadura de cerveza, los guisantes, la soja y los cereales, en especial el arroz.

Vitamina B2

Su papel más relevante en la alimentación es el de ser un buen antioxidante; por lo tanto es útil para cualquier alteración degenerativa. Así mismo, es necesaria para la producción de energía al combinarse con ácido fosfórico y para la formación de ciertos aminoácidos y enzimas. Trabaja en unión a la hormona tiroidea y su carencia provoca una detención del crecimiento.

Hay que administrarla en la insuficiencia suprarrenal, diarreas, hipertiroidismo, trastornos de la visión con disminución de la agudeza visual, mala adaptación al claroscuro y lagrimeo, así como en la fotofobia (horror a la luz), sensación de quemaduras en los ojos, enturbamiento de la vista,

15

irritación en los párpados, tics nerviosos oculares y vascularización de la córnea, la cual se ve invadida por multitud de capilares.

Igualmente es necesaria en las grietas de las comisuras labiales, inflamaciones de los labios o de la lengua, alteraciones en el color de la boca, seborrea en las aletas de la nariz o en las orejas y, por supuesto, en la pelagra, enfermedad que solamente se da en individuos muy desnutridos.

Se administrará también en la diabetes, sequedad o costras en los genitales, intoxicaciones por óxido de carbono o anestésicos, alergias inespecíficas, shock anafiláctico, asma bronquial, alteraciones cardiacas, insuficiencia respiratoria, reumatismo crónico y calambres por sudor excesivo.

Se encuentra en los cereales integrales, la levadura de cerveza y el yogur.

Vitamina PP

Aunque el organismo la puede sintetizar a partir del aminoácido triptófano, esta forma es insuficiente y será necesario ingerirla con la alimentación.

Su carencia no es frecuente y suele darse en lugares con muchos días de sol y calor, o en niños alimentados con demasiadas harinas refinadas. El exceso de maíz es también una de las causas de su carencia al contener una sustancia (ácido b indolacético) que acrecienta las demandas de niacina.

Se utiliza como vasodilatador y para mejorar la circulación en la arteriosclerosis, así como para prevenir los efectos secundarios de la etionamida, un medicamento para la tuberculosis.

Se tomará en las estomatitis y otras afecciones de la boca, en la angina de pecho, en la alergia al polen y al administrar penicilina. También en los eritemas producidos por el sol, en las gastritis, diarreas, inflamación de la lengua y pigmentación repentina de la piel.

Su carencia provoca también tristeza y deseo de aislamiento, con alucinaciones e insomnio, llegando incluso a desear el suicidio. Antes de llegar a este estado depresivo el enfermo padece vértigos, fotofobia, irascibilidad, ansiedad y numerosas neuralgias y jaquecas.

Se debe administrar en los sabañones, las intoxicaciones por sulfamidas o metales pesados, cuando nos exponemos a los rayos X, en los casos agudos de miopía, en las gingivitis, en la diabetes, insuficiencia coronaria, gangrena y también en la degeneración muscular de los ancianos.

Se encuentra en los gérmenes de cereales, la levadura de cerveza, la lechuga, las espinacas, las coles, los guisantes, los huevos y la leche.

Vitamina B6

Tiene una función similar a la anterior, la niacina, pero con un papel más decisivo en el metabolismo de las grasas y la colesterina, siendo muy importante en cualquier trastorno del sistema cardiovascular.

También interviene en el transporte del calcio, en la formación del colágeno y la hemoglobina, en la neutralización de los efectos producidos por los tóxicos y el buen estado de la piel.

Su mejor aplicación es la de ser capaz de anular los efectos de una borrachera en poco tiempo, pero hay que administrarla a dosis altas.

Es muy activa en ciertas enfermedades de la piel, como alopecia (caída del cabello), acné (en unión a la vitamina A), seborrea, eccemas, etc.

En el deportista contribuye al buen desarrollo muscular, a la prevención de los calambres y a reducir los tiempos de recuperación.

Se encuentra en la yema de huevo, el pescado, la carne, la leche, los cereales integrales, las legumbres, el polen, las patatas y la miel.

Ácido pantoténico

Protege los epitelios y la célula hepática, teniendo incluso propiedades antiinfecciosas y antitóxicas. Es un poderoso estimulante celular en curas de rejuvenecimiento, llegando a actuar sobre la piel, cabello e hígado. Su carencia provoca el síndrome de los pies calientes, que se traduce por sensaciones en los pies, como pinchazos, hormigueos o quemazón.

Se puede utilizar también para afecciones faríngeas rebeldes a otros tratamientos, canas, colitis, atonía intestinal, cicatrización de heridas y quemaduras, después de las extracciones dentales, así como para prevenir los calambres.

Se encuentra en la levadura de cerveza, el hígado, la carne de buey, los huevos, la leche descremada, las avellanas y algunas frutas.

Vitamina H

Su carencia provoca dermatitis y otras alteraciones de la piel, unidos frecuentemente a dolores musculares y cansancio. Es indispensable para el aprovechamiento de las grasas y las albúminas, así como para el buen estado de bronquios y pulmones. Se puede administrar en la seborrea, forúnculos de repetición, psoriasis, atrofia de la lengua y descenso de la hemoglobina.
La ingestión de clara de huevo cruda provoca su carencia, ya que la avidina (proteína de la clara), al combinarse con la biotina, forma un compuesto no absorbible que se elimina.

Factor H (PABA)

Es uno de los compuestos del complejo B menos utilizados pero el más importante de todos en las terapias de rejuvenecimiento y prevención de enfermedades degenerativas. Su carencia provoca enfermedades anémicas de la piel y trastornos genitales.

Administrado después de un tratamiento antibiótico restablece rápidamente la flora intestinal, activa el buen funcionamiento de las glándulas endocrinas, mejora la fertilidad, aumenta el apetito sexual, corrige la falta de menstruación y estimula la producción de ácido fólico.

Se puede utilizar en ciertas fiebres adquiridas en desiertos o montañas rocosas, en la canicie precoz, en el vitíligo, en la caída del cabello, en la leucemia y, localmente, para evitar las quemaduras de los rayos solares y prevenir o curar las infecciones por hongos.

Vitamina B12

Aunque solamente se requieren cantidades muy pequeñas de ella, su carencia provoca diversas enfermedades muy graves, entre ellas la anemia perniciosa e incluso la degeneración de la médula espinal. Para su buen aprovechamiento es necesaria la presencia en el intestino del llamado factor intrínseco, el cual no existe cuando hay alteraciones de la mucosa gástrica.

Se puede utilizar también para aumentar el desarrollo muscular (mejor su coenzima), como analgésico en dolores del sistema nervioso, en la recuperación de los poliomelíticos, en la psoriasis y el lupus eritematoso, así como también en la crisis de hipertiroidismo.

La podemos encontrar con preferencia en la carne, aunque también contienen cantidades importantes las algas, la soja, las legumbres, el germen de trigo, los huevos y la leche.

Colina

Al ser un componente estructural se le podía considerar un aminoácido, ya que no actúa como catalizador. Se integra en los compuestos grasos ricos en fósforo, siendo útil en la transmisión de energía, y moviliza las grasas para poder ser quemadas. Esta propiedad le da la importancia necesaria para que pueda ser aplicada con éxito en dietas de adelgazamiento y definición muscular.
También se utilizará en regenerar la estructura celular, en la curación de la cirrosis, intoxicaciones hepáticas y en la prevención de la arteriosclerosis.

Sus fuentes principales son los cereales y la carne.

Ácido fólico

Similar al PABA, su aplicación se ha demostrado útil en las anemias que no responden a la vitamina B2 o al hierro, en el sprúe, en la prevención de la espina bífida y para corregir los efectos secundarios de los antibióticos.

Se encuentra principalmente en las espinacas, pepinos, espárragos y otros vegetales de hojas verdes.

Vitamina B15

Aunque prohibida en numerosos países a causa de la ignorancia de ciertos químicos, se la está utilizando cada vez más en curas de rejuvenecimiento y para aumentar el rendimiento deportivo. Su homóloga, la B17, parece ser que tiene un buen efecto curativo y preventivo contra la mayoría de los tipos de cáncer. Ambas mejoran la oxigenación tisular, activan la producción de hormonas suprarrenales y mejoran las afecciones articulares y del sistema nervioso.

Se encuentra en la nuez del albaricoque.

Vitamina C

Es la única vitamina que carece de nitrógeno y esto ya es suficiente para que tenga un comportamiento diferente a las otras. Su papel biológico está en sus propiedades antioxidantes, capaz de ceder oxígeno en un proceso reversible, y en su ligazón al ácido nucleico. Interviene en la formación de todos los fermentos digestivos, inhibe la capacidad tóxica de numerosos agentes externos, actúa sobre todas las glándulas endocrinas, en especial la suprarrenal; estimula el metabolismo, es indispensable en la formación del colágeno y los huesos, exalta la fagocitosis y formación de anticuerpos, favorece la formación del tejido conjuntivo, mejora la coagulación sanguínea, normaliza la formación de adrenalina y mejora a los anémicos.

Pueden existir carencias, aunque la dieta sea correcta, si hervimos o exponemos al sol los alimentos que la contienen, en las infecciones, en el trabajo duro, en los enfriamientos, sudoración excesiva, en la lactancia artificial, durante la toma de antiácidos, así como cuando existan vómitos.

Se debe utilizar durante la administración de aspirina, anticonceptivos, corticoides y otros antiinflamatorios. Hay que administrarla en el escorbuto, hemorragias de encías o retina, úlceras duodenales incluidas las sangrantes, gripe y demás enfermedades invernales, envejecimiento precoz, anemias, herpes y cataratas. También en el consumo de tabaco, para acortar la consolidación en las fracturas, en las alergias, cansancio primaveral, hipotensión, pigmentación de la piel, ascitis, edemas, alteraciones del carácter, reuma, caries, diabetes, disnea, tuberculosis cutánea y, por supuesto, para aumentar el rendimiento deportivo y prevención de agujetas.

Se encuentra en todos los frutos cítricos, las fresas, la col y coliflor, el diente de león, los berros, espinacas, pimientos y perejil, así como en el brécol.

Vitamina D

Pertenece a una serie de sustancias muy similares, todas las cuales están emparentadas con el colesterol y que son eficaces para evitar el raquitismo. Se comporta como un factor de movilización y fijación del calcio, acción que se potencia mediante la acción de los rayos solares. Su carencia, por tanto, produce una interferencia en el metabolismo del fósforo y del calcio.

Se aplica en el raquitismo de niños y adultos. También es útil en la osteoporosis del anciano, en el embarazo, fracturas de repetición o consolidación de huesos rotos, retrasos o anomalías en la dentición, tuberculosis ósea, alergias y trastornos neurovegetativos.

También se puede probar en las rinitis, asma, eccemas, anemias, hipertiroidismo, heridas, quemaduras, cataratas y lupus.

Vitamina E

Es una de las vitaminas más estudiadas y, sin embargo, de la que menos se sabe. Recientemente, su similitud con el selenio ha abierto una nueva puerta para comprender mejor su papel en el organismo humano.

Su carencia provoca esterilidad y degeneración de los órganos genitales, siendo vital también para el metabolismo del hígado y de las grasas insaturadas. Un déficit agudo de vitamina E produce atrofia muscular.

Se debe aplicar en cualquier cura de rejuvenecimiento, ya que es un buen antioxidante, en unión al selenio en degeneraciones musculares de importancia, para la curación de grandes hematomas, favorecer la elasticidad del colágeno y proteger al hígado.

Igualmente, en la criptoquirdia (testículos en ascenso), amenaza de aborto, formación adecuada de la placenta, climaterio masculino y femenino, cretinismo, hipertiroidismo, afecciones oculares con miopía degenerativa, insuficiencia coronaria, úlceras varicosas, varices y flebitis, jaquecas, cirrosis hepática, piorrea y alteraciones genitales.

Se encuentra principalmente en el germen de trigo, la lechuga, los berros y las semillas en general, además del polen.

Vitamina K

Su papel parece estar centrado en la formación de la protombina y, por tanto, en la prevención y resolución de las hemorragias. Para poderse asimilar es imprescindible la presencia de bilis y vitamina C.

Su carencia es frecuente en mujeres con períodos prolongados o abundantes, trastornos hepáticos o biliares, y administración prolongada de antibióticos, los cuales inhiben la formación de las bacterias intestinales necesarias para su formación.

Hay que utilizarla, por tanto, en cualquier alteración del tiempo de coagulación sanguínea, así como cuando existan heridas o riesgos de hemorragias internas.

Se encuentra principalmente en la alfalfa, los guisantes, la col, los tomates y las harinas de pescado.

Vitamina P

Es un factor de permeabilidad celular, el cual contribuye al buen estado en la pared venosa y capilar, al mismo tiempo que protege de la oxidación a la adrenalina. También tiene una buena eficacia antihemorrágica y es necesaria para que el riñón filtre adecuadamente, así como para que la vitamina C no se oxide.
Hay que utilizarla en el escorbuto, la púrpura vascular hemorrágica, la nefritis, los edemas de las pantorrillas, las dermatitis y otros procesos tóxicos de la piel; para la curación de las verrugas en unión a la vitamina A, en las manos y pies fríos, en las varices y sabañones, así como en la congestión ocular matutina.

Se encuentra en grandes cantidades en los pimientos rojos, la cáscara del limón, el perejil y las guindillas.

Vitamina F

Aunque no es una vitamina, sino una grasa insaturada, también se la denomina así por su papel vital en la salud. Es indispensable para lograr un equilibrio entre grasas saturadas e insaturadas, siendo más conocida como ácido linoleico.
Se utiliza como protectora de la piel, para eliminar arrugas, evitar que se caigan las pestañas y para curar la arteriosclerosis.

Se encuentra en los aceites de semillas y el zumo de uva.

Vitamina U

Descubierta por los rusos, no se tienen apenas experiencias sobre ella, salvo que ejerce una estupenda acción para la curación de la úlcera duodenal, gástrica y la colitis ulcerosa. Regula el hipotálamo y es eficaz para combatir el insomnio rebelde.

Se encuentra con preferencia en el zumo de la col y la patata.

ALIMENTOS BÁSICOS

EL AGUA

Este elemento, el segundo en importancia para la vida, no es valorado lo suficientemente por las personas, ni en ocasiones por los médicos, pues con frecuencia es sustituido por **leche, zumos** o **caldos** que, aunque igualmente saludables, no pueden aportar las virtudes imprescindibles que el agua posee.

La obsesión por perder peso es tal que numerosas personas suprimen el agua en un intento de quitarse los kilos que le sobran y para ello recurren no solamente a dejar de beberla en las comidas, sino a tomar **diuréticos** para eliminarla, **saunas** para sudar, **fajas** antitranspirantes para quitarse celulitis y mil tonterías más. El daño tan tremendo que estas modas están causando a la población no ha sido justamente valorado, e incluso hay quienes siguen diciendo que el agua en las comidas no es recomendable porque disuelve los ácidos de la digestión y que no es malo si la sustituimos por **vino** o **leche**. Lo cierto es que cualquiera que sepa la composición de los jugos gástricos (bilis, ácido clorhídrico, enzimas, etc.) se dará cuenta de que el agua no disuelve nada y que su presencia es imprescindible para asegurar un bolo alimenticio suficiente, así como para lograr que se realice el tránsito intestinal de manera adecuada.

Nuestro cuerpo contiene hasta un 75 por 100 de su peso en agua y su función principal es mantener en suspensión los enzimas y demás sustancias orgánicas de las células. Cualquier reacción metabólica se desarrolla en presencia de agua, en la cual se encuentran suspendidos elementos subcelulares, entre ellos las mitocondrias, los ribosomas y el núcleo.

Al ser componente esencial de la sangre, el agua transporta todos los **nutrientes básicos** desde el intestino hasta cualquier lugar del organismo, así como el **oxígeno** combinado con la hemoglobina. Los productos de desecho producidos por el metabolismo son transportados por el agua, pasando primeramente por el hígado para ser de nuevo neutralizados, terminando en los riñones desde donde serán evacuados al exterior. Solamente algunos componentes, como es el caso de las **proteínas sanguíneas** y las **enzimas**, vuelven a ser recuperados siempre y cuando no exista un exceso de ellos, como puede ser una abundancia de vitaminas, minerales o glucosa. Este reciclaje de sustancias útiles es muy perfecto, aunque para ello es necesaria la presencia adecuada de agua y una buena función renal.

Regulador de la temperatura

El agua es nuestro regulador perpetuo de la **temperatura** y sin ella la producción de calor a causa de la combustión de los alimentos nos abrasaría en pocos minutos. Por este motivo hay que tener cuidado en no dar alimentos pobres en agua a personas debilitadas o desnutridas y mucho menos a las que tienen fiebre, ya que las concentraciones de elementos sólidos en el organismo aumentarían grandemente con el peligro de su vida. Cuando una persona come poco, al menos que no le falte el agua, así estará asegurando su mecanismo de termorregulación y su temperatura será estable.

En presencia de fiebre, el mejor medicamento es el agua

Transpiración

La transpiración es un mecanismo autónomo mediante el cual eliminamos agua continuamente y así contribuimos a **depurar** el organismo a través de la piel. Cuando es muy abundante la denominamos **sudoración**, que es un fenómeno a estimular y mantener, nunca a eliminar. Si a causa de problemas internos la sudoración es muy abundante (habría que averiguar la causa), deberemos administrar **más agua** pero rica en **sales minerales**, con el fin de que se fije en el plasma y no sea eliminada con tanta rapidez a través de la piel. En este sentido, las **aguas de mesa** *pobres en sodio* no son una bebida saludable, aunque la publicidad insista en que *"aligeran"*. Esta pobreza en el elemento básico del agua, el **sodio**, las hace menos recomendables para los niños, pues la carencia de minerales la aproximan mucho al agua de lluvia o a la nieve, tan puras que no son aptas para el consumo humano.

El agua, para que sea **saludable**, debe filtrarse a través de la tierra, absorbiendo así los **minerales**, y emplearse preferentemente cuando sale a través de las **fuentes** naturales.

Presencia en los alimentos

Afortunadamente para aquellas personas que no les agrada el agua, la casi totalidad de los elementos nutrientes contienen agua y así, por poner un ejemplo, la **carne** contiene un 60 por 100 de agua, el **pan** un 30 por 100 y las **frutas** un 90 por 100. La **leche** un 87 por 100 y el **queso** un 40 por 100. En el lado opuesto, las **almendras** solamente contienen un 5 por 100 y el **aceite de oliva** prácticamente nada.

Otra manera de obtener agua es a través del metabolismo, ya que tanto los **hidratos de carbono** como las **proteínas** se oxidan y producen dióxido de carbono y agua, eliminándose ambos por la respiración. Este principio es el que permite al dromedario vivir largos días sin agua en un ambiente seco, ya que en su joroba almacena mucha grasa, la cual al oxidarse produce agua.

Cuanto más sólido sea el alimento que comamos, más agua hay que beber

Regulación interna

Nuestro organismo suele avisarnos mediante la **sed** de su carencia en agua, aunque en ocasiones este aviso a veces no aparezca y no sea suficiente fiarse de él.

Diariamente nuestro organismo necesita eliminar las sustancias de desecho, sea en invierno o verano, y es posible que en momentos de mucho frío o en ambientes húmedos no aparezca la sensación de sed y creamos que no es necesario el agua.

Por ese motivo, la cantidad mínima de agua que habría que beber, independientemente de los alimentos que comamos, debiera ser de **un litro** al día, aunque las recomendaciones actuales llegan a los **dos litros** diarios en circunstancias normales. Por supuesto, en verano y en ambientes calurosos o cuando hagamos deporte, se impone beber hasta **cinco litros** al día.

Una práctica altamente **peligrosa** es tomar una sauna **después** de realizar ejercicio, ya que a las pérdidas de líquido y sales minerales del esfuerzo habría que sumar posteriormente la eliminación forzada mediante la **sauna**, lo que provocaría sin lugar a dudas una deshidratación que, aunque momentánea, puede dar lugar a problemas serios. A corto plazo suelen darse lipotimias, y de continuar esta práctica aparecerán fenómenos de cristalización de los residuos disueltos y su depósito en articulaciones, tejidos o riñones. Las consecuencias ya se saben: cálculos renales, artritis, etc.

Deshidratación

La falta de agua en nuestro organismo es algo patente en la mayoría de las personas, lo cual no nos extraña dada la gran cantidad de refranes que existen hablando mal de ella, entre ellos los que la recomiendan solamente para lavarse o para los peces. Así como la mayoría de las enfermedades degenerativas están producidas por una **dieta** errónea, la carencia de agua acrecienta estos problemas, ya que es el único medio de que dispone nuestro organismo para eliminar tanta cantidad de **tóxinas**.

Las **proteínas** necesitan diluirse en agua para poderse metabolizar y los **hidratos de carbono** producen gran cantidad de calorías que por fuerza deben ser enfriadas después con agua. Por tanto, la piel **deshidratada** es una consecuencia directa de la falta de agua y ninguna crema grasa ni hidratante puede corregir lo que es solamente una deshidratación. Si nuestro deseo es mantener la piel tersa hay que beber **más agua**, no hay otro remedio más eficaz y sencillo... ni barato.

Necesidades individuales

Para saber si bebemos el agua necesaria no hay más que fijarnos en la cantidad de **orina** que expulsamos, la cual nunca debiera ser inferior a medio litro diario. Lo saludable sería **un litro**, pero esto solamente lo logran aquellas personas que siguen un régimen vegetariano bien llevado.

Mediante los alimentos ingerimos por término medio 1,400 litros y en las bebidas quizá un litro. Si tenemos en cuenta que la cantidad a eliminar correcta sería un litro por **orina**, 0,150 por las **heces**, 0,450 por la **transpiración** y 0,300 por la **respiración**, nos daremos cuenta de la facilidad para acusar carencia de agua.

Las pérdidas de agua pueden aumentar cuando el ambiente es muy **seco**, cuando estamos a gran **altura** sobre el nivel del mar, o en tiempo tan **frío** que incluso el vapor atmosférico se ha congelado. En esas circunstancias, nuestro organismo se ve forzado a eliminar aire caliente y húmedo, lo que aumentará las necesidades de agua, por más que el ambiente exterior nos haga creer lo contrario.

El mejor alimento diurético es la sopa de apio

Diuréticos habituales

Otra manera de eliminar agua es mediante el consumo de productos o bebidas que estimulen la función renal, entre las cuales están el **té** y el **café,** así como cualquier otra bebida que contenga **cafeína**. Los **espárragos** son un ejemplo claro de alimento diurético, al cual podemos recurrir cuando queramos eliminar más líquidos de los normales, como es el caso de ingestión excesiva de tóxicos o proteínas. La diuresis forzada puede ser muy útil si está bien controlada, ya que así depuramos el organismo, pero no hay que olvidar beber agua después para compensar estas pérdidas.

El **alcohol**, a pesar de contener agua, no es un medio para apagar la sed sino todo lo contrario y prueba de ello son los efectos de la resaca, durante la cual se siente una gran necesidad de agua a causa del gran consumo de alcohol (y, por tanto, de calorías) que hemos bebido antes. Los alcohólicos, por tanto, suelen ser personas perennemente **deshidratadas**, ya que mitigan su sed con un nuevo consumo de alcohol, en la creencia de que su apetencia imperiosa de alcohol está producida por la drogadicción, cuando la mayoría de las veces es solamente una necesidad de agua lo que su cuerpo necesita. Si es usted una de esas personas que le gusta beber y dice que no puede evitarlo, la próxima vez cambie su vaso de **vino** por uno de **agua**; su síndrome de abstinencia desaparecerá enseguida.

Deshidratantes

El **aire acondicionado** también es un factor más que contribuye en verano a que la gente padezca sed crónica, ya que **absorbe humedad** y llega a resecar el ambiente extraordinariamente. Para comprobarlo no tiene nada más que conectar su aparato en invierno cuando los cristales de su cuarto de baño estén empañados de vapor. Al cabo de pocos minutos el vaho habrá desaparecido, tal es la apetencia de humedad del aire acondicionado. Si, además, de trabajar usted en un ambiente acondicionado suele beber **café** o **alcohol**, estará condenado a una pequeña **deshidratación** continua y peligrosa. No se extrañe pues si padece con frecuencia de **cálculos renales, hipertensión arterial, varices** y piel con **arrugas** prematuras. Y si aún esta deshidratación no le parece suficiente póngase todos los días de sus vacaciones a tostarse bajo el **sol**. Si así lo hace, los fabricantes de cremas antiarrugas se seguirán haciendo ricos con personas como usted.

Las arrugas prematuras son casi siempre una señal de poca ingesta de agua

Otros errores

También existen otras maneras de padecer falta de agua, como es el hecho de dar a los lactantes **leches** preparadas con una concentración de polvo mayor de la recomendada, por aquello de que le alimente más. También deshidratan las **papillas** muy concentradas, los sobres de **concentrados de proteínas** disueltos en poco agua o beber **zumos muy concentrados** sin restos de fibra (la cual evita que el líquido se expulse rápidamente.)
Otras causas son ponerse prendas con **tejidos sintéticos** que no transpiran y usar productos para impedir eliminar el sudor por las axilas y los pies,

37

las dos partes de nuestro organismo más importantes en eliminación de líquidos.

Una advertencia, si tiene sed no beba agua de **lluvia** o de **nieve**, su pobreza en sales minerales es total y no son asimiladas adecuadamente por el ser humano.

Agua y deporte

El agua es también imprescindible para lograr buenas marcas deportivas y no puede ser sustituida por ningún otro líquido, mucho menos si éste contiene **alcohol**, como es el caso de la **cerveza**. Sin la presencia del agua el organismo del deportista se ve imposibilitado para eliminar la gran producción de calor generada y tanto el proceso **energético** como el **depurativo**, se ven seriamente afectados.

Hay que beber agua abundantemente **antes** del ejercicio, **durante** éste si es muy prolongado (pero ahora con una pizca de sal) y **después** para reponer las pérdidas de sales. No existe inconveniente en que los deportistas tomen suplementos de minerales para cubrir sus pérdidas por el sudor, pero hay que tomarlos muy diluidos en agua y para ello hay que seguir al pie de la letra las recomendaciones de sus fabricantes o incluso añadir el **doble** del agua recomendada.

La temperatura del agua para beber es mejor que sea ambiental y **nunca con hielo**, ya que la absorción se realiza peor cuando está demasiado fría. También es útil realizar previamente algunos **enjuagues** por la boca antes de tragársela, ya que así la ponemos a la temperatura corporal y comenzamos a absorberla a través de la mucosa bucal.

Se debería beber agua incluso durante los ejercicios, aunque con un poco de sal

Aquellos deportistas que tienen por costumbre mitigar la sed mediante jarras de **cerveza** o vasos de **vino**, deberían saber que de esta manera acrecientan su problema, ya que el alcohol bloquea la liberación de la **hormona antidiurética**, HAD, la cual es imprescindible para regular la cantidad de agua corpórea y la proporción de sales minerales.

Aguas minerales

Las aguas minerales embotelladas suelen contener quizá una mayor riqueza de **elementos nutritivos**, pero lo más probable es que no sean mejores que la simple agua del grifo, ya que ésta procede del agua de río el cual, en su recorrido, recoge muchos más **minerales** que el agua de manantial. De todas maneras, es difícil creerse que puedan existir tantos manantiales como para llenar tantos millones de botellas de **agua mineral**. El único problema que nos puede hacer rechazar el agua corriente es su contenido en **cloro**, cuando es excesivo, así como las llamadas aguas **fluoradas**, en un intento de frenar la incidencia de caries. Esta última costumbre parece que va en declive, ya que la caries infantil sigue en aumento y, además, los efectos tóxicos del **flúor** empiezan ya a manifestarse en organismos debilitados y en los ancianos.

Cuando nos veamos en la necesidad de beber agua de dudosa procedencia lo mejor es mezclarla con **arcilla** y filtrarla después, ya que el tremendo poder bactericida de la arcilla elimina cualquier tipo de bacteria **patógena** de manera más eficaz que el **cloro**, el cual no está exento de peligro.
Añadir una gota de lejía por litro de agua es otra práctica recomendada por las autoridades sanitarias cuando la salubridad del agua no está asegurada, pero solamente deberemos recurrir a ella cuando no tengamos arcilla a mano.

Agua del mar

El agua marina es rica en **cloruro sódico**, **yodo**, **magnesio** y ciertos elementos biológicos muy diversos, por lo que en principio no tiene porqué ser perjudicial si la bebemos. El problema es que la concentración tan alta de cloruro sódico provoca posteriormente una deshidratación mayor, lo que con seguridad lleva a la muerte. La posibilidad de que las aguas marinas estén contaminadas es un mal menor si lo comparamos con el exceso de sodio. Si conseguimos filtrar y eliminar parte del sodio contenido en ella se podrá beber pero en cantidades mínimas, ya que si no nuestro organismo no puede asimilarla.

Hervir el agua

Otra costumbre muy extendida es hervir el agua que vamos a añadir a los biberones de los bebés, en un intento de suministrarle agua bacteriológicamente pura. Está tan extendida esta costumbre que hasta existen hervidores fabricados para tal fin, los cuales son recomendados por pediatras y farmacéuticos. Pero este hábito quizá tuviera su razón en épocas de guerra o hace cincuenta años cuando el agua no era tan potable como ahora, pero en la actualidad es un sin sentido que causa más daño que bien.

El agua hervida pierde por **evaporación** la mayoría de sus **sales**, así como el **oxígeno**, y llega a tener unas características similares al agua de **lluvia** o **hielo**, la cual todo el mundo está de acuerdo en que no se puede consumir, ya que no se absorbe y da lugar a retortijones abdominales. **Batir** el agua, oxigenarla, antes de dársela al niño, restituirá en parte su contenido en **oxígeno**, pero no así en sus **sales minerales**, cuya carencia dará lugar a un sinfín de trastornos digestivos entendidos como gases, eructos, que los padres tratarán de mitigar administrando manzanillas o anises... elaborados con agua hervida.

Hervir el agua potable del grifo es una práctica innecesaria y, en ocasiones, perjudicial

Ningún niño tiene las defensas tan empobrecidas como para que su vida esté en peligro si toma agua del grifo pero, aunque así fuera, hervir el agua no serviría apenas para nada, ya que el E. Coli (la bacteria más presente en el agua) no se muere con facilidad y son necesarios **veinte minutos** de hervor para destruirla. Sin embargo, para eliminar las sales minerales bastan unos pocos minutos.

El agua actúa como disolvente transportando, combinando y descomponiendo químicamente los carbohidratos, proteínas, grasas y sales. Este proceso metabólico se denomina hidrólisis y se produce continuamente en las células vivas.

EL AZÚCAR

La desafortunada presencia en los mercados del **azúcar blanco**, así como su uso generalizado en **pastelería**, **bollería** y **refrescos**, ocasiona ya un daño en la población que abarca a varias generaciones. Como una campaña publicitaria decía hace algunos años, nuestro organismo necesita azúcar (habría que hablar con más exactitud de glucógeno), aunque no precisamente ese azúcar blanco que nos venden.

Para saber un poco más sobre el azúcar, mencionaré primeramente las diferentes formas en que la naturaleza nos la presenta, pues existen grandes diferencias entre el azúcar blanco, el **azúcar moreno** y **la miel**, así como la que está presente en las **uvas**, los **dátiles** o la **remolacha**, por poner algunos ejemplos.

Diferentes tipos de azúcar

Azúcar moreno
(cantidad en 100 gramos)

Calorías: 356
Proteínas: 0,4
Grasas: 0,5
H. de carbono: 90,6
Calcio: 51
Fósforo: 44
Hierro: 4,2

Vitamina B1: 0,02
Vitamina B2: 0,11
Niacina: 0,3
Vitamina C: 2

Azúcar refinado

Calorías: 384
Proteínas: 0
Grasas: 0
H. de carbono: 99,1
Calcio: 5
Fósforo: 1
Hierro: 0,1
Vitamina B1: 0
Vitamina B2: 0
Niacina: 0
Vitamina C: 0

Miel de abeja

Calorías: 306
Proteínas: 0,2
Grasas: 0
H. de carbono: 78,0
Calcio: 20
Fósforo: 16
Hierro: 0,8
Vitamina B1: 0,01
Vitamina B2: 0,07
Niacina: 0,2
Vitamina C:3

En la presente tabla se ven ya las grandes diferencias entre los tres nutrientes y eso que no están incluidas todas las sustancias que contienen, pues se han excluido los **oligoelementos** y **enzimas**, así como una larga serie de sustancias sin capacidad nutritiva conocida pero que le confieren propiedades muy interesantes como medicamento.

Azúcar refinado

El azúcar refinado hay que considerarlo casi un producto químico a pesar de que sea un elemento calórico y que su procedencia sea natural. Este mismo ejemplo sirve para el vino, originariamente procedente de la uva, pero que cuando el ser humano lo somete a manipulación lo transforma en un elemento, al menos, no natural. La sacarosa está presente en cantidades limitadas en muchas plantas, incluso en varias palmas y en el arce de azúcar, pero la remolacha azucarera y la caña de azúcar son las únicas fuentes importantes para el comercio.

Procedencia

Sacarosa de la caña de azúcar

Una vez cosechados, los tallos de la caña de azúcar se separan de las hojas, machacándose y triturándose entre rodillos dentados para extraer un jugo que será rociado con agua caliente con el fin de disolver cualquier azúcar restante. El material restante aún sólido llamado bagazo se seca y es usado como combustible, mientras que al jugo extraído se le añade cal y se le somete a ebullición.

La manipulación

Con este proceso se eliminan los ácidos orgánicos indeseados (de extraordinarias propiedades curativas) y el resto de las impurezas sólidas, momento a partir del cual se le trata con dióxido de azufre gaseoso para blanquearlo y se le pasa por prensas filtrantes. A continuación, el jugo se evapora en un vacío parcial, pasando a calentarlo hasta formar un jarabe espeso que contiene los cristales de azúcar.

Melaza

Este jarabe resultante se centrifuga y a través de unos orificios pequeños sale a presión la melaza, aún de color amarillento o castaño, considerándose ya como azúcar en bruto. Este azúcar se rocía de nuevo con agua para extraer la espesa melaza que aún queda adherida a los cristales y que le otorga el color castaño, pasando luego al siguiente proceso de blanqueado.

Blanqueado final

El producto obtenido aún tendrá que ser manipulado de nuevo, pues es hervido para evaporar cualquier resto de la preciada melaza y lograr con ello la cristalización de este líquido. En la refinería, el azúcar en bruto se disuelve de nuevo, se decolora (ignoro cómo lo hacen) y se vuelve a cristalizar con el tamaño deseado. Cuando, por fin, se consigue, el proceso ha finalizado y el resultado es ese alimento tan blanco y limpio que todos conocemos.

Pero como los fabricantes son conscientes del valor nutritivo de esa melaza que tanto empeño pusieron en eliminar, la recogen adecuadamente y con ella fabrican etanol, ron, jarabe de mesa, condimiento para los alimentos, y comida para los animales de granja.

Sacarosa de la remolacha azucarera

El azúcar que se obtiene de las raíces de la remolacha azucarera es la fuente principal de azúcar para la mayor parte de Europa y se cultiva extensamente en Rusia, Ucrania, Alemania, Francia y Polonia, siendo sus mayores productores Brasil, Cuba, Kazajstán, México, India y Australia.

El proceso de elaboración es similar al de la caña de azúcar, pues después de quitar las hojas y los tallos, las raíces se cortan en briznas y se trituran para extraer el jugo y apartar la pulpa. Después de la extracción, se le añade cal al jugo, continuando con el proceso de blanqueado que antes mencionamos.

Blanquear el azúcar es una práctica irracional que nos ocasiona daños a la salud

Problemas ocasionados por el refinado del azúcar

Para metabolizar la sacarosa presente en el azúcar blanco se necesita la presencia de la vitamina B1 y el calcio, dos componentes que se encuentran en el azúcar moreno en la cantidad necesaria para cumplir esa función.

El déficit de vitamina B1, ocasionado por el aumento en la demanda orgánica, es más importante en verano a causa de las pérdidas de sudor y el consumo de helados y refrescos azucarados. Ello produce una serie de trastornos del sistema nervioso, como depresión, pinchazos difusos, hormigueos, tics o palpitaciones, que nunca serán atribuidos a un exceso de azúcar refinado y serán tratados con el nombre de "nerviosismo".

La universal caries

La caries es otro de los problemas más extendidos mundialmente y cuya causa parece aún no estar clara, aunque se habla de alteraciones en la flora bacteriana, acidez bucal y sarro dental como algunas de las causas más reconocidas. También se consideran factores determinantes la carencia de flúor, calcio y consumo de azúcares.

Lo cierto es que ni los dentífricos con flúor, ni las revisiones periódicas al odontólogo, ni la alimentación más abundante, han solucionado el problema, pues los niños siguen teniendo caries casi igual que antes. La verdadera causa, el abuso de los azúcares refinados, no parece ser tenida en cuenta, aunque es la causa más directa.

foto dentadura

Los dulces azucarados poseen una capacidad de adherencia al diente muy alta y esto motiva que se genere una gran acidez, en primer lugar, y posteriormente el desarrollo de una flora bacteriana patógena. Ahí comenzaría el proceso de alteración del esmalte dental, el cual se agravaría por la poca afinidad del calcio para fijarse en el diente. A partir de entonces, una serie de trastornos en cadena se vendrían a sumar a los dentales: intolerancia a la glucosa, obesidad, estreñimiento, acidez de estómago, etc.

Un hecho que parece no ser tenido en cuenta es que las personas vegetarianas no suelen padecer falta de calcio y que la caries es más habitual en gentes que residen en las ciudades, consumidoras de productos refinados, que las que viven en zonas rurales. Incluso los perros y animales de compañía domésticos también padecen caries si consumen los alimentos sobrantes de sus amos. Lo curioso del caso es que, siendo el azúcar un elemento energético, sus consumidores habituales no suelen poseer mayor resistencia al ejercicio que quienes no gustan del azúcar y, en cambio, manifiestan gran apatía, músculos fofos, y son propensos a las fracturas óseas.

Otras enfermedades causadas por el consumo de azúcar refinado

A esta suma de trastornos habría que añadir el aumento de infartos de miocardio y la producción de cálculos biliares en las personas consumidoras de azúcar refinado. La hipotonía muscular infantil, la proliferación de amigdalitis y demás enfermedades típicas de la infancia, así como la deficiente curación de la poliomielitis, son otras consecuencias de este consumo desproporcionado de productos refinados. Un reciente estudio demostró, además, que las enfermedades infecciosas infantiles tardaban más en curarse cuando el enfermo ingería alimentos azucarados refinados.

Un factor que acrecienta los problemas del azúcar es consumirlo junto a otros carbohidratos igualmente refinados y aún más en presencia de grasas, y no hay que olvidar que la mayor parte de los productos de pastelería contienen una cantidad importante de manteca de cerdo para darles consistencia. La administración conjunta de estos nutrientes produce una lentitud en la metabolización del azúcar, lo que da lugar a que se puedan transformar en grasas y depositarse en el tejido adiposo.

Por último, el consumo de azúcar refinado da lugar a otras alteraciones, entre las cuales están: el acné juvenil e incluso de adultos, agudización de las varices, infecciones intestinales, diabetes, úlceras gástricas, etc.

Otros tipos de azúcares

Fructosa
Azúcar altamente levógiro obtenido mediante la acidificación de la inulina, y que aparece junto con la glucosa en las frutas dulces y en los jugos de frutas.

Sacarosa
Es el azúcar normal de mesa, extraída de la remolacha azucarera o la caña de azúcar. Es soluble en agua y ligeramente soluble en alcohol y éter, cristalizando en agujas largas y delgadas.

Ciclamato
Es 30 veces más dulce que la sacarosa; se usan tanto la sal sódica como la cálcica en toda una variedad de alimentos.

Aspartamo
Derivado de un aminoácido, es unas 200 veces más dulce que la sacarosa, siendo muy utilizado en refrescos, preparados para postres y como edulcorante de mesa. Contiene fenilalanina.

Sacarina
Polvo blanco cristalino, sintético, que en estado puro es 550 veces más dulce que el azúcar de caña

y en su presentación comercial posee un poder edulcorante 375 veces mayor que el azúcar, pero tiene un regusto amargo. Se elabora a partir del tolueno, un hidrocarburo presente en el alquitrán de hulla.

La sacarina es más perjudicial que el azúcar blanco

Acesulfamo-K
Producto sintético unas 200 veces más dulce que la sacarosa. No se metaboliza y se excreta sin alteración alguna.

Taumatina
Proteína extraída del fruto africano llamado katemfe o 'fruta milagrosa de Sudán'. Es unas 1.600 veces más dulce que la sacarosa.

LA SAL

De ser considerado uno de los alimentos básicos para la salud humana y utilizarse como pago de los servicios prestados (el salario), ha pasado a ser considerado un elemento a eliminar de los alimentos. Ya nadie se acuerda de aquellas épocas en que los soldados partían a las guerras con su ración de sal. Ahora, sus efectos curativos han quedado tapados y en su lugar se dice que produce un sinfín de enfermedades, e incluso los naturistas abogan por una supresión de la sal de cocina, alegando que con los alimentos ingerimos suficiente sal.

Imprescindible

Pero la sal es imprescindible en nuestra alimentación y no resulta recomendable suprimirla en su totalidad, ya que es necesaria para la vida. Hay que tener en cuenta que la naturaleza no es tan desproporcionada como para que algo tan poco útil exista en tan grandes cantidades. El aire, el agua, la tierra y la sal son elementos que se encuentran por doquier, con abundancia, y que existen independientemente de que el hombre intervenga o no. Su misión es asegurar la supervivencia de los seres, no dañarles. La abundancia de sal en la naturaleza es, por tanto, una necesidad vital.

Las mayores controversias se suscitan en averiguar cuál es la cantidad necesaria mínima para sobrevivir, qué cantidad debemos aumentar según sean las demandas corporales, y en qué proporción se debe disminuir en algunos enfermos.

El sodio contribuye al proceso digestivo manteniendo una presión osmótica adecuada. Además, fomenta la producción del ácido clorhídrico y en colaboración con el potasio regula los líquidos de las células. Impide la salida excesiva de los líquidos corporales, manteniendo la excreción renal en unos niveles óptimos y con su presencia en el interior de la célula colabora en la transmisión del impulso nervioso.

Sal purificada

La sal común de cocina es una sustancia obtenida a partir de la sal marina y que mediante un proceso de cristalización y secado se la separa del resto de los componentes. Este proceso, que antaño no se realizaba, pues la gente consumía sal sin refinar, fue elaborado por los comerciantes para evitar que la sal se apelmazara en los recipientes, ya que sus propiedades higroscópicas le conferían la propiedad de absorber y retener agua. La sal pura, por tanto, se reconoce porque se conservaba muy poco tiempo suelta, pues en el proceso de purificado se pierden elementos importantes.

Hoy día las cosas están claras y, sin embargo, la sal que nos suministran sigue siendo cloruro sódico puro, sin más, e incluso la sal refinada de mesa ha sido sometida a un nuevo proceso de blanqueado y triturado que la hace aún más desequilibrada y dañina.

En épocas de fuerte calor hay que aumentar la ingesta de sal

Sal marina pura

En su origen, la sal extraída del mar contiene cloruro sódico, magnesio, yodo, oro, cobre, níquel y cobalto. Esto la convierte en un alimento precioso y hasta cierto punto imprescindible para la alimentación humana, siempre y cuando la tomemos sin refinar, pura.

Al agua de mar cada vez se la empieza a considerar como un sustituto de la sangre artificial y en la sal marina están incluidas la mayoría de las virtudes y compuestos del agua. El llamado Plasma Quinton, cuyas características con nuestra sangre son notorias, es una mezcla de agua de mar y manantial. Con ella se han podido salvar ya muchas vidas, quizá con bastante menos riesgo que administrando transfusiones de sangre.

La sal marina se comporta como un organismo vivo, similar a la arcilla, y es capaz de atraer sustancias cargadas de radiaciones negativas y eliminarlas a continuación por los canales normales. A una persona débil, enfermiza o con anorexia rebelde, se le debería administrar sal marina, antes de probar con otras soluciones químicas.

La sal como elemento curativo

Conservante

Desde los tiempos lejanos se conoce su influencia para desinfectar heridas, tratar contusiones o conservar alimentos, así como son también conocidos los beneficiosos efectos del agua de mar en la curación de enfermedades o simplemente en la revitalización de las personas. Esta acción no se debe, como se pensaba, exclusivamente a la acción del sol, ya que los baños en los ríos no tienen las mismas virtudes.

Carencia de yodo

Las personas con afecciones en el tiroides, sobre todo el bocio, notarán una mejoría espectacular con los baños de mar, así como aquellos que tengan una glándula tiroidea hiperactiva, la cual les exige aportaciones extras de yodo. En el supuesto de que no puedan acudir al mar con regularidad, pueden darse baños en casa con el agua enriquecida o aplicarse compresas igualmente ricas en sal marina pura.

Edemas

Otra aplicación, tan lógica como la anterior, es para eliminar los edemas de los tobillos o aliviar las contusiones. Dadas las propiedades higroscópicas que tiene la sal, es lógico comprender que pueda absorber la humedad o los líquidos próximos a ella, y para esto bastará con aplicar cataplasmas secas de sal en los lugares concretos.

Mucosidad

Los médicos suelen recomendar que se utilice agua salada para quitar las mucosidades de los recién nacidos, así como realizarles lavados de encías cuando las tienen delicadas o sangrantes. Unas gotas de agua salada en la nariz suelen bastar para despejar una nariz obstruida y no existe problema en repetir la operación cuantas veces se quiera.

Otros

Suplementos adecuados de sal marina en nuestra alimentación darán una fortaleza notoria a las glándulas endocrinas, especialmente el tiroides.

Para curar un forúnculo o un absceso, es útil mezclar arcilla en polvo y sal marina, mezcla que se aplicará en forma de ungüento en la parte dañada, al principio caliente para activar el proceso y después frío.

Y si quiere tomar un baño estimulante que le quite el cansancio pertinaz, añada medio kilo de sal marina a la bañera y hojas de romero. Permanezca mientras el agua esté tibia y antes de salir enfríela unos segundos.

Otras aplicaciones no menos importantes:

Quemaduras (aplicar sal humedecida), para blanquear los dientes, para eliminar la caspa rebelde (aclararse con agua salada), neuralgias (aplicarla donde duele), diarrea (mezclada con zumo de limón), tos (tomar una pizca), hemorroides (hacer un enema salino), y ataque epiléptico (introducirle sal en la boca.)

LAS GRASAS

Clasificación básica

La mayoría de las grasas están compuestas de glicerol combinado con ácidos grasos y sus diferencias están a nivel molecular, en el sentido de su contenido en triglicéridos, esteroles y colesterol, así como fósforo.

Glicerol

El glicerol, o glicerina, es un líquido incoloro y dulce, el cual se emplea a menudo para fabricar bizcochos, aunque en este proceso también se le sustituye por el sebo de cerdo.

Muy higroscópico, soluble en el agua y en el alcohol, se obtiene saponificando las grasas por el vapor de agua sobrecalentado que arrastra los ácidos grasos y la glicerina, resultando una solución acuosa de ésta en la que sobrenadan los ácidos citados. Se obtienen también como producto secundario en la fabricación de los jabones y se purifica por destilación.

Ácidos grasos

Ácido graso es cualquiera de los ácidos orgánicos cuya molécula está formada por dos átomos de oxígeno y doble número de átomos de hidrógeno que de carbono. Los de mayor número de átomos de carbono, combinándose con la glicerina, forman las grasas.

El ácido metanoico (fórmico), y el ácido etanoico (acético), son los ácidos grasos más simples y ambos tienen sabor amargo, irritan la piel y tienen un olor penetrante. Otros ácidos grasos con estructura más complicada son el butanoico, el hexanoico y el octanoico, todos con un olor desagradable. Los ácidos esteárico, palmítico y nafténico son materiales grasientos que tienen poco olor. Una fuente cada vez más importante de ácidos grasos es el tallol, un subproducto obtenido en la fabricación de la pasta de papel con madera de pino.

Ácidos grasos esenciales

Con el nombre de ácidos grasos esenciales se les denominó cuando se descubrió su importancia en la alimentación humana y su papel como emulgente de las grasas saturadas. Sin su presencia, se deteriorarían las membranas celulares y ningún tejido corporal estaría en buen estado. Las grasas saturadas no podrían circular libremente en sangre, adhiriéndose rápidamente a las arterias y al tejido adiposo (ésta sería una de las causas primordiales de la obesidad y las enfermedades coronarias), y tampoco podrían formarse las prostaglandinas, una especie de hormonas vitales para el funcionamiento defensivo del organismo.

La costumbre de eliminar las grasas de alimentación, indiscriminadamente, sin tener en cuenta las diferencias entre ellas y su papel vital, acarrea un sinfín de problemas difíciles de resolver médicamente. Las articulaciones resecas, lo cual se confunde la mayoría de las veces como artrosis, los continuos desgarros musculares de los deportistas que no toman grasas y las dislocaciones frecuentes articulares al realizar un movimiento brusco, indican una carencia de materia lubricante. Del mismo modo, la piel acusa pronto esa carencia de elasticidad, dando origen a la aparición prematura de arrugas, ocasionándose también una pérdida de la almohadilla que debe proteger el movimiento de órganos tan vitales como los riñones y el hígado. Estos problemas van unidos frecuentemente a una débil resistencia al frío y la falta de energía a última hora de la tarde.

Pero cuando se habla de la necesidad de consumir grasas no nos estamos refiriendo a las grasas saturadas de procedencia animal, sino a las grasas que se encuentran en los vegetales, ya sean saturadas, monosaturadas o insaturadas.
Lo importante es que la proporción, 1:7, en que se encuentren en nuestro organismo sea favorable a las insaturadas y que las saturadas puedan mezclarse adecuadamente con éstas. Suprimir, por tanto, el aceite vegetal de los alimentos cárnicos por aquello de no añadirles más grasa, es un tremendo error ya que, repito, hay grasas y grasas.

Clasificación

Los ácidos grasos presentes en nuestra alimentación se pueden clasificar en dos grandes grupos: los ácidos grasos saturados y los insaturados. También hay un tercer grupo denominado como ácidos grasos monosaturados.

Saturados

Los ácidos grasos saturados son sólidos a una temperatura ambiente de 20° C y ejemplos de ello los tenemos en la manteca de cerdo, el sebo y la grasa de coco o palma. Deben su nombre de saturados al hecho de que sus átomos de carbono están saturados de hidrógeno.

Insaturados

Los ácidos grados insaturados, cuya estructura química posee uno o varios enlaces múltiples covalentes, se encuentran en los aceites vegetales, tienen una escasez de átomos de hidrógeno y son líquidos a temperatura ambiente. En este grupo tenemos los aceites de semillas, maíz, soja, girasol y cacahuete, así como los frutos secos y una gran variedad de productos vegetales.

Monosaturados

Cuando en un ácido graso falta un par de átomos de hidrógeno se le denomina ácido graso monoinsaturado, y cuando faltan varios, insaturado. El primer grupo sería una mezcla entre las grasas saturadas y las insaturadas, de las cuales el aceite de oliva es el mejor exponente, y en el segundo estarían comprendidos el resto de los aceites de semillas.

Otros

Fosfolípidos

Combinados con otras sustancias se encuentran ácidos grasos en forma de fosfolípidos (glicerol, más ácido fosfórico, más colina), los cuales forman parte de la estructura de las células y son un puntal básico de nuestra alimentación, sobre todo en la niñez. Las encontramos también en gran cantidad en el tejido nervioso, hepático y en la sangre. Forman parte esencial de todas las membranas celulares, siendo imprescindibles para el intercambio transmembranario, base de la actividad celular.

Omega 3

Igualmente importantes para la alimentación son los ácidos grasos esenciales, entre los cuales nos encontraremos con la gama Omega 3 (EPA y DHA), Omega 6 (ácido araquidónico), sin olvidar el Gamma linoleico.

El ácido Gamma linoleico se encuentra en las semillas de la Onagra

Los triglicéridos

El hígado es el responsable de transportar los triglicéridos y el colesterol en unas lipoproteínas de muy baja densidad, conocidas como VLDL. Una vez formadas, sufren diversos cambios y se originan entonces las temidas LDL.

La síntesis de las VLDL es un proceso continuo del hígado y depende básicamente de la cantidad de lípidos que existan. Por eso, cuando la síntesis de triglicéridos aumenta, bien sea por acumulación de materia grasa o glucosa, aumenta también la síntesis y secreción de VLDL.

Los aceites de pescado azul también contribuyen a la bajada de los triglicéridos.

La lecitina

Las lecitinas son compuestos presentes en la naturaleza y también en el organismo humano. Su nombre químico más correcto es de fosfatidilcolina, el cual es un conjunto de sustancias derivadas del glicerol, dos ácidos grasos y una molécula fosforilada.

Según la procedencia, la lecitina puede variar en su composición, siendo la procedente de la soja más utilizada por su alto contenido en ácidos grasos poliinsaturados integrados en fosfolípidos.

Composición de la lecitina de soja:

Fosfolípidos: (fosfatidilcolina, fosfatidiletanolamina, fosfatidilinositol) 40 por 100. Ácidos grasos: (linoleico, linolénico, monoinsaturados, saturados), 60 por 100.

Contenido en grasas de algunos alimentos

Esta sería una clasificación de los alimentos en función de su contenido total en grasas, tanto saturadas como insaturadas. En la medida en que el alimento sea de origen vegetal, así será mayor su cantidad de grasas insaturadas.

Aceites: 99%
Mantequilla: 85%
Almendras: 60%
Quesos fuertes: 30%
Carnes grasas: 24%
Pescados grasos: 17%
Huevos: 11%
Carnes magras: 9%
Leche entera: 4,5%
Pescado blanco: 1,5%
Legumbres secas: 1,5%
Cereales: 1,4%
Pan: 1,0%
Frutas secas: 0,5%
Frutas: 0,5%.

Otros:

Manteca de cerdo: 10%
Mantequilla: 4%
Leche de vaca: 0,25%

LOS ACEITES

Entre los aceites vegetales las preferencias van hacia aquellos que se extraen de semillas y frutos, como son las aceitunas, los cacahuetes, la soja, la colza, el girasol, maíz, uvas y cocos. Su obtención es muy sencilla, ya que basta con prensarlo en frío, lo que da lugar a un aceite de primerísima calidad, sin refinar, en el cual están contenidas todas las sustancias nutritivas y medicinales del fruto. Por desgracia, este procedimiento es lento y caro y actualmente solamente los agricultores amantes de los alimentos biológicos lo venden así. El resto, el comercializado a gran escala, se obtiene mecánicamente, utilizándose en ocasiones disolventes para extraer todos los residuos y añadiéndole aditivos para que no se enrancie, ni huela en demasía. El resultado es un aceite limpio, que no produce humos ni salpica al calentarse, pero sin ningún parecido con el aceite sin refinar.

Residuos importantes

Lo curioso del caso es que a estos "residuos" no se les considera como tales y se les aprovecha para alimentar al ganado. Los naturalistas se han dado cuenta de la calidad de estos residuos y los reclaman como parte importante de su dieta, habiéndose conseguido que las proteínas y vitaminas desechadas en un principio pasen a enriquecer la alimentación infantil y que también se elaboren con ellas alimentos vegetales diversos, entre ellos la denominada carne vegetal. La carne de soja, sin ir más lejos, es un producto residual riquísimo en proteínas de alta calidad biológica, así como en ácidos grasos insaturados, vitaminas E y F.

En cuanto a su contenido en ácidos grasos esenciales o grasas insaturadas, ésta sería la clasificación de los aceites prensados en frío:

Aceite de girasol: 65%
Aceite de soja: 60%
Aceite de germen de trigo: 52%
Aceite de oliva: 8%

El mejor aceite es el de germen de trigo, aunque su sabor es más intenso que los otros

Saturación

Mediante un procedimiento de hidrogenación, los aceites licuados de vegetales se vuelven sólidos y se les transforma en margarinas, llegando a tener cierto grado de saturación que les hace no tan aptos para la alimentación como estaban cuando eran líquidos.

67

Las margarinas actuales han desbancado enormemente a la mantequilla extraída de la leche y cada vez son más puras, no añadiéndose en algunas de ellas producto alguno de procedencia animal, como antes se hacía incorporándolas aceite de pescado. Esta separación trajo un nuevo inconveniente y es que carecían entonces de vitaminas A y D, lo que dio lugar a no pocos casos de raquitismo y hemeralopía. Desde entonces se adiciona con vitaminas A y D, además de suplementarlas con E.

Otros aceites menos utilizados son aquellos que se obtienen de los peces y entre los más apreciados están el aceite de ballena con el cual se fabrican cosméticos, lubricantes y margarinas, y el aceite de hígado de bacalao y halibut, que se utiliza para el tratamiento de anemias o carencias vitamínicas.

La guerra actual a las grasas constituye una moda más entre la población, la cual no distingue entre sus diversas clases, considerándolas a todas por igual perjudiciales. La frase de "coma usted menos grasa" es algo común en las consultas médicas, llegando a eliminarse primeramente los aceites de cocina, pero nunca el bistec; justo al contrario de lo que se debería hacer.

Utilidad de las grasas

La misión de las grasas en nuestro organismo es variada. En primer lugar está su papel en la absorción de las vitaminas liposolubles (A, D, E, F y K), las cuales necesitan un medio graso para disolverse y así poder asimilarlas. Una carencia drástica de grasas (menos del 10 por 100 del total de la dieta) provocaría rápidamente una deficiencia de vitamina A.

Otra misión de las grasas es su capacidad energética, siendo capaces de proporcionar el doble de energía que los hidratos de carbono, aunque esta producción de energía sea más lenta, dificultosa e incompleta que aquellos. Lo cierto es que en esfuerzos prolongados o en los meses de invierno, la necesidad de grasas es notoria. Sin embargo, mezclar un hidrato de carbono con una grasa (un bocadillo de chorizo, por ejemplo), con el fin de asegurarnos energía inmediata y prolongada, no produce dicho efecto, ya que la grasa impide la rápida combustión del hidrato de carbono, con lo que su aporte energético inmediato no se realizaría. Las grasas, pues, hay que tomarlas aisladas de los hidratos de carbono.

Otra utilidad de las grasas, quizá la más olvidada, es su propiedad como lubricante, empezando en la masticación de los alimentos, pasando por su deglución y terminando en la formación de un bolo alimenticio de absorción paulatina.

Contenido en grasas saturadas

Carne de vacuno: 30 por 100
Ternera: 10 por 100

Carne de cerdo: 60 por 100
Quesos frescos: 4 por 100
Quesos curados: 30 por 100
Quesitos: 50 por 100
Chocolate: 30 por 100
Bollería: 20 por 100
Tartas: 15 por 100.

EL COLESTEROL

Esencial para la vida

El colesterol, aunque la mala prensa le considere una sustancia perjudicial, es uno de los productos biológicos más importantes que existen en el cuerpo humano. Su principal misión es la de servir de soporte para la elaboración de hormonas (preferentemente las sexuales), contribuir a la formación de los ácidos biliares y formar el sistema defensivo. Otra función, no menos importante, es la de regular la bicapa grasa de las membranas celulares y subcelulares, asegurando así su permeabilidad.

El colesterol no es ninguna sustancia grasa sino que es más bien un alcohol polivalente, siendo su contenido en sangre de unos doscientos cincuenta miligramos por ciento. Un exceso de grasas animales o una metabolización deficiente de éstas a causa de un déficit de grasas insaturadas, suele elevar los valores del colesterol hasta hacerlos peligrosos.

Segregado por la bilis, se mantiene en solución mediante los ácidos biliares y la lecitina, y cuando nuestro organismo nota un aumento de colesterol aumenta la concentración biliar en un intento de disolverlo, lo que provoca una cristalización que puede producir cálculos biliares. Si el proceso continúa, el colesterol en exceso trata de ser eliminado a través de las arterias, lo que solamente puede conseguirse si la pared arterial está en buen estado, algo nada habitual en las personas comedoras cotidianas de grasas y proteínas animales.

Las consecuencias de esto ya son conocidas: enfermedades coronarias, arteriosclerosis, hipertensión, etc. Aunque no todo el mundo está de acuerdo en ello, no se trataría de disminuir los productos ricos en colesterol, como es el caso de los huevos y el queso, sino de aumentar la ingesta de grasas insaturadas, así como de vitamina E. Esto permitiría que las personas que van a seguir comiendo grasas animales no padecieran con tanta frecuencia los problemas por el exceso de colesterol.

El colesterol y los triglicéridos no circulan libremente en el plasma, sino que se unen a proteínas para formar unos compuestos llamados entonces lipoproteínas y así poder llegar a los lugares adecuados.

Lipoproteínas

Tres son las lipoproteínas más importantes:

1. Muy baja densidad (VLDL)
2. Baja densidad (LDL)
3. Alta densidad (HDL)

Las VLDL transportan las grasas del interior del cuerpo desde el hígado para su almacenamiento, o son degradadas rápidamente para formar lipoproteínas de densidad media (LDL). Al final de un largo proceso son aclaradas en el hígado en su mayor parte y otra porción contribuirá a la formación de las temidas placas de ateroma en los vasos sanguíneos.

Anomalías

Ya tenemos, por tanto, una de las causas del exceso de colesterol, el cual se puede originar por un aumento de la conversión de VLDL a LDL, o una disminución del aclaramiento de las LDL. En la medida en que esta lipoproteína sea más espesa, así será el riesgo de que se formen placas de ateroma en las arterias. Algunas de las causas que pueden originar esta anomalía son la obesidad, la diabetes o algún problema genético.

Otras causas más conocidas pueden ser la mala función hepática, el estrés y el exceso en la dieta de grasas saturadas. Aunque el colesterol puede ser degradado en el hígado y disuelto por las sales biliares, un exceso que provenga de la alimentación reduciría el número de receptores y aumentaría en el plasma, tanto el colesterol como las lipoproteínas de baja densidad.

Llegado a este punto, un organismo sano podría eliminar este exceso mediante las lipoproteínas de alta densidad (HDL), las cuales se unirían a las LDL y podrían circular libremente en sangre, evitando así que se adhieran a las paredes vasculares. Posteriormente serían eliminadas por vía biliar. El primer problema que surge es que la producción de HDL se suele agotar con facilidad si la dieta es rica en grasas saturadas.

Alimentos más ricos en colesterol

Si estos alimentos que vamos a ver, ya de por sí perjudiciales, los mezclamos entre ellos, la cantidad de colesterol que vamos a ingerir sería muy peligrosa.

Cantidad de colesterol por 100 gramos de alimento crudo:

Sesos: 2.300 mg
Higadillos de pollo:200 mg
Yema de huevo: 1.600 mg
Caviar: 300 mg
Huevo entero crudo: 500 mg
Mantequilla: 250 mg
Riñones: 500 mg

Mariscos: 200 mg
Hígado de cerdo: 400 mg
Quesos grasos: 150 mg
Hígado de vaca: 350 mg
Carnes de vacuno: 70 mg.

Respecto a los aceites vegetales hay que decir que contienen una cantidad considerable de ácidos grasos poliinsaturados y menos de saturados, salvo la manteca de cacao, el coco y la palma, cuya proporción es al revés. El aceite de oliva es un intermedio entre éstos, ya que contiene también ácidos grasos monoinsaturados. Todos los aceites de semillas son ricos en vitaminas E y F.

Otras grasas

La manteca de cerdo se obtiene de los tejidos que rodean el estómago y los riñones, aunque también se puede obtener de la carne de vacuno y ovino.

Para extraer la grasa se calienta la parte adiposa para licuarla y poderla recoger, procedimiento que se puede utilizar cuando queramos eliminar las grasas de la carne que vayamos a consumir.

El sebo es similar a la manteca, más concentrado, y se extrae exclusivamente del tejido adiposo del animal.

La mantequilla es otra grasa de procedencia animal que se obtiene de la leche mediante diversos procedimientos, como puede ser la centrifugación.

Enfermedades que causan el abuso de grasas en la alimentación

Los lípidos no consumidos se van depositando paulatinamente en las paredes inferiores de los vasos sanguíneos y aunque este proceso es muy lento, ya que el organismo trata una y otra vez de darles alguna utilidad, con el paso de los años el depósito graso va aumentando y solidificándose al no tener ya ningún movimiento. Estos residuos sólidos se denominan placas de ateroma y si la evolución no se detiene se calcifican, pudiendo llegar a desprenderse y provocar una trombosis o un infarto.

El sucesivo engrosamiento de la pared vascular a causa de los depósitos grasos hace que su luz se estreche y el aporte sanguíneo se reduzca. Llegado a este punto, el corazón aumenta su presión para asegurar el suministro adecuado de sangre, lo que consigue en parte. Sin embargo, aunque el sístole pueda restablecer la nutrición adecuada no ocurre así con la diástole, lo cual provoca estancamientos en la circulación de retorno, lo que da lugar a una climinación defectuosa de los residuos, así como un intercambio entre arterias y venas muy lento. Una obstrucción importante de un canal arterial puede provocar un paro cardíaco irreversible o no, según se actúe rápidamente para solucionarlo. La suma de una serie de circunstancias, entre las que están la obesidad, el sedentarismo, fumar, la diabetes y la herencia, hacen que los problemas derivados por el consumo exagerado de grasas saturadas se agudicen, llegando a un momento en que la situación parece sea irreversible aunque las personas intenten cambiar tardíamente de vida.

Los médicos luchan contra el exceso de colesterol administrando medicamentos de dudosa utilidad, como los derivados del clofibrato, y recomendando a sus pacientes que no coman huevos y otros alimentos ricos en colesterol. Pero no es el colesterol el causante de sus males, sino la combinación entre éste y las grasas saturadas, al que también se une el calcio, no por exceso sino por descalcificación. La carencia de magnesio y potasio, contribuye a que los ateromas formados no se disuelvan y el círculo mortal se cierra aún más.

Los estudios sobre la prevención y curación de las enfermedades producidas por la alimentación grasa han llevado a que se recomiende aumentar la proporción de grasas poliinsaturadas de la dieta, ya que éstas se mezclan con las saturadas, haciendo que circulen fluidas en sangre. Lo que ocurre es que no solamente con tomar grasas vegetales se soluciona el problema, ya que sin ejercicio adecuado las grasas insaturadas se separan para proporcionar energía, mientras que las saturadas no pueden ser consumidas a causa del poco movimiento que realizamos en nuestra vida cotidiana.

La solución es más sencilla de lo que parece:

Evitar la ingestión de carne de mamíferos.
Consumir aceites vegetales y frutos secos.

Comer pescado de todo tipo, especialmente el azul.
Tomar suplementos de lecitina y vitamina E.
Realizar ejercicio físico adecuado.

PROTEÍNAS: LAS NECESARIAS

Diferentes tipos

La masa de los músculos, vísceras, cerebro, nervios, piel, pelo y uñas, así como las fibras elásticas y de otro tipo que enlazan entre sí las células y los tejidos, están constituidas básicamente por proteínas. Son de muy diferente variedad, desde las duras queratinas del pelo y de las uñas, hasta la albúmina blanca de la clara del huevo. De ellas depende la labor de reconstrucción de los tejidos, por lo que podríamos asegurar que envejecemos desde el momento en que la destrucción supera a la reconstrucción. Son la base de la vida en general y de las células en particular.

Aunque existen millares de proteínas, se asemejan mucho químicamente y una característica común a todas ellas es su baja solubilidad. En el caso de la fibra muscular, los millares de átomos enlazados unos a otros les permite enrollarse en forma de resorte, acortando así el músculo, lo que a su vez se traduce en una enérgica tracción muscular.

Hay dos clases generales de moléculas de proteínas: las proteínas globulares y las fibrosas. Las globulares son generalmente compactas, solubles, y de forma esférica, mientras que las fibrosas son típicamente alargadas e insolubles. Ambas pueden presentar uno o más de los cuatro tipos de estructura de la proteína, primaria, secundaria, terciaria y cuaternaria, determinando su función. Por ejemplo, las proteínas estructurales tales como colágeno y queratina, son fibrosas. Las proteínas globulares como la hemoglobina, se pliega y es compacta. La hemoglobina, que se encuentra en la parte roja de la sangre, es una proteína que contiene hierro el cual se une a las moléculas de oxígeno. Su estructura compacta es ideal para viajar a través de estrechos vasos sanguíneos.

Síntesis de las Proteínas

Las proteínas se sintetizan en el organismo a través de un proceso conocido como traducción que se manifiesta en el citoplasma y consiste en la representación de los códigos genéticos que se ensamblan durante la transcripción del ADN. Las estructuras celulares llamadas ribosomas, ayudan a traducir los códigos genéticos en las cadenas polipeptídicas que realizan varias modificaciones antes de convertirse en proteínas en pleno funcionamiento.

Funciones

Los anticuerpos son proteínas especializadas que participan en la defensa del cuerpo contra invasores extraños (antígenos). Pueden viajar a través de la sangre corriente y son utilizados por el sistema inmunológico para identificar y defenderse contra las bacterias, virus y otros organismos extraños.

Una forma de anticuerpos antígenos es contrarrestar mediante la inmovilización de ellos de modo que puede ser destruida por las células blancas de la sangre.

Las proteínas contráctiles son responsables del movimiento e incluyen la actina y la miosina. Estas proteínas están implicadas en el músculo de contracción y movimiento.

Las Enzimas son proteínas que facilitan las reacciones bioquímicas y se emplean a menudo como catalizadores, ya que aceleran las reacciones químicas. Los ejemplos incluyen la lactasa y la enzima pepsina. La lactasa rompe la lactosa del azúcar de la leche. La pepsina es una enzima digestiva que trabaja en el estómago para descomponer las proteínas de los alimentos.

Las proteínas hormonales son proteínas mensajeras que ayudan a coordinar ciertas actividades corporales. Los ejemplos incluyen la insulina, la oxitocina, y la somatotropina. La insulina regula el metabolismo de la glucosa mediante el control de la concentración de azúcar en sangre. La oxitocina estimula las contracciones en las mujeres durante el parto y la somatotropina es una hormona de crecimiento que estimula la producción de proteínas en las células musculares.

Las proteínas estructurales son fibrosas y filamentosas y brindan apoyo. Los ejemplos incluyen la queratina, colágeno y elastina. Las queratinas fortalecen las cubiertas de protección como el pelo, plumas, plumas, cuernos y picos. El colágeno y la elastina proporcionan apoyo a los tejidos conectivos, tales como los tendones y ligamentos.

Las proteínas de almacenamiento almacenan los aminoácidos. Los ejemplos incluyen la ovoalbúmina y la caseína. La ovoalbúmina se encuentra en la clara de huevo y la caseína es una proteína a base de leche.

Las proteínas de transporte mueven las moléculas de un lugar a otro en todo el cuerpo. Los ejemplos incluyen la hemoglobina y los citocromos. La hemoglobina transporta el oxígeno a través de la sangre y los citocromos operan en el transporte de electrones de la cadena como proteínas transportadoras.

Composición

Su composición básica es de carbono, hidrógeno, oxígeno y nitrógeno, a los que con frecuencia se suman cantidades pequeñas, pero esenciales, de azufre y fósforo. Hay proteínas muy específicas, como la hemoglobina de los glóbulos rojos, que contiene hierro; la tiroglobulina de la glándula tiroides, que contiene yodo, o la caseína de la leche, que contiene fósforo.

Una forma de asegurarnos la absorción de algún mineral deficitario sería uniéndolo a una proteína, método conocido como quelación y que hoy día es la manera más racional de suministrar ciertos minerales a personas enfermas, en especial hierro y calcio.

LOS AMINOÁCIDOS

Lo que realmente caracteriza a las proteínas es el estar compuestas de otras unidades menores unidas entre sí, llamadas aminoácidos, siento éstos quienes en verdad se incorporan al organismo. Cuando se trata de formar un tejido nuevo o reconstruirle, se juntan de nuevo los aminoácidos para formar nuevas proteínas.

Principales aminoácidos

Los principales aminoácidos para el ser humano son: glicina, alanina, fenilalanina, valina, tirosina, leucina, triptófano, isoleucina, ácido aspártico, ácido glutámico, arginina, serina, histidina, treonina, lisina, cistina, prolina, cisteína y metionina. Existen otros aminoácidos, como la hidroxiprolina, la hidroxilisina, la monoyodotirosina y la diyodotirosina, que no son componentes esenciales del tejido muscular.

Su procedencia

Lo importante es el consumo de aminoácidos en cantidades suficientes, vengan de donde vengan y las diferencias estarían en la cantidad que contenga el alimento en cuestión y el resto de sustancias que acompañan a dicho alimento. Por este motivo, no queda más remedio que inclinarse por la alimentación naturista, mucho más saludable que la cárnica, ya que si, a fin de cuentas, de lo que se trata es de asegurarnos nuestro aporte proteico, es mejor hacerlo con alimentos probadamente saludables.

Esenciales y no esenciales

Cualquier aminoácido, sea cual sea su origen, es idéntico a otro similar. El problema aparece cuando se habla de aminoácidos no esenciales, término injusto que diferencia los aminoácidos que el organismo es capaz de sintetizar, y por tanto no es necesario su aporte a través de la alimentación, y los otros, los esenciales, en el sentido de que debemos tomarlos en los alimentos, si queremos aportarlos a nuestro organismo.

Todos los aminoácidos son necesarios, tanto los esenciales como los no esenciales

Carne vs. vegetales

Los defensores de la alimentación cárnica sostienen que la carne es imprescindible para el aporte de proteínas, ya que tiene mayor valor biológico, esto es, su riqueza en aminoácidos esenciales es superior a las verduras. Esta teoría, mantenida desde el siglo XIX a causa de la visión subjetiva de un investigador llamado Liebing, ha causado mucho daño y pienso que nadie se ha preocupado de investigarla de nuevo.

Es cierto que determinadas verduras contienen menor riqueza de aminoácidos esenciales que la carne, pero esto no es aplicable al resto de los productos naturales. Por poner un ejemplo de algunos alimentos cuya riqueza en aminoácidos esenciales es superior a la carne, tenemos: la soja, el germen de trigo, el polen, la jalea real, la levadura de cerveza, las semillas de sésamo, el mijo y un largo etcétera.

Combinar los alimentos

Por otra parte, la combinación adecuada de los productos vegetales nos dará como resultado el que los vegetales nos puedan suministrar adecuadamente todos los aminoácidos que necesitamos. Mezclar cereales y legumbres, legumbres y semillas, leche con cereales o pan con queso, también nos asegurará una riqueza completa en aminoácidos, a lo que habrá que añadir una cantidad grande en aminoácidos no esenciales, que, aunque su nombre dé lugar a errores, son tan esenciales para el ser humano como los otros. La única diferencia está en lo dicho anteriormente: unos se pueden formar y los otros no, pero siempre y cuando se reúnan las condiciones idóneas para su formación, y esto no siempre es posible con la alimentación actual.

Valor biológico de las proteínas

Una clasificación distinta para las proteínas es juzgarlas según sea su valor biológico y este valor está en función de su riqueza en aminoácidos esenciales.

Cuanto más completa sea la proporción, más alto valor biológico tendrá dicha proteína, y en este sentido hay que reconocer que los alimentos cárnicos son superiores a la mayoría de los vegetales, salvo las excepciones mencionadas anteriormente. Pero este argumento aun así no es válido, ya que faltan dos motivos más para juzgar la preferencia de un alimento sobre otro: el primero es la NPU (utilidad neta de la proteína), y el segundo, cuáles son el resto de los elementos nutrientes que acompañan a una proteína.

Disponibilidad proteínica

Las carnes, cuya riqueza en proteínas es alto, tienen, sin embargo, un nivel de NPU apenas de un 67 por 100 y esto quiere decir que sus proteínas, aun estando compuestas de todos los aminoácidos esenciales, no pueden ser absorbidas en su totalidad. El huevo, por ejemplo, alcanza unos niveles de aprovechamiento (NPU) del 94 por 100 y la leche del 82 por 100. Por este motivo, una persona que quiera renunciar a una alimentación cárnica nunca tendrá carencia proteínica, como hasta ahora se quería demostrar, ya que le bastará mezclar leche con cereales integrales o arroz con huevos, para asegurarse su ración necesaria.

Otros nutrientes anexos

El segundo factor a tener en cuenta sería el resto de los elementos que contiene un alimento, y en este sentido la alimentación cárnica tiene todas las desventajas. Su contenido en grasas saturadas es altísimo, mientras que la alimentación vegetal es muy rica en grasas poliinsaturadas. Su contenido vitamínico y mineral es muy pobre comparado con la mayoría de los vegetales, así como también son deficitarias en hidratos de carbono complejos, aquellos que pueden ser metabolizados inmediatamente. Si a estos inconvenientes añadimos los residuos tóxicos que produce su metabolización (purinas, ácido úrico, etc.), tendremos pocas ventajas ya para seguir hablando de la carne como la única fuente válida de proteínas. En sustitución podemos comer pescado cuyo valor biológico es muy alto, su NPU alcanza el 80 por 100, y posee una gran riqueza en grasas poliinsaturadas, calcio, fósforo, yodo, etc.

¿Cuántas proteínas necesitamos?

No hay una cifra exacta. Las cifras orientativas han variado mucho desde primeros del siglo XX, en donde se hablaba de la necesidad de casi dos gramos de proteínas por kilo de peso, lo que sin lugar a dudas motivó el comienzo del auge de la alimentación cárnica como única manera de asegurarse la salud. Esta cifra desorbitada fue bajando poco a poco y durante bastante tiempo se mantuvo la cifra de un gramo por cada kilo de peso. Nadie sabe a ciencia cierta el porqué de esta cifra; quizá porque su promotor pensó que dando una cifra redonda se podía calcular mejor las necesidades de cada uno sin necesidad de hacer números. ¿Pesas setenta kilos? Pues setenta gramos de proteínas. Lo cierto es que aún hoy día muchos médicos siguen hablando de esta cantidad y a ella se atienen.

Eliminación de las proteínas

La única manera de conocer las cifras necesarias sería conociendo las pérdidas, pero aun así no podríamos estar seguros de su certeza, ya que el organismo es capaz de retener proteínas cuando hay gran demanda, como es el caso de insuficiente ingesta de hidratos de carbono o periodos de gran actividad física. Las personas convalecientes o recién operadas también demandan cantidades muy altas.

Ajustar a las necesidades individuales

Haciendo caso a la conclusión sobre las pérdidas, tenemos que una persona con una actividad media necesitaría un mínimo de treinta y tres gramos de proteínas útiles para cubrir sus necesidades y nunca deberían sobrepasarse los cincuenta gramos diarios, salvo en las circunstancias mencionadas anteriormente.

Factores que aumentan las demandas

Existen también otros factores que aumentan nuestras necesidades proteínicas, entre los que están: problemas emocionales (ansiedad, irritabilidad, dolor, tristeza), los cambios bruscos de clima, la sudoración abundante, el estrés, etc. También podemos acusar un déficit si nuestra alimentación es pobre en hidratos de carbono, circunstancia que se da normalmente en personas sometidas a regímenes de adelgazamiento, en los cuales se suprimen la mayoría de los hidratos de carbono y se sustituyen por alimentos cárnicos. Tremendo error que conduce a la enfermedad, la desnutrición y a una bajada de peso momentánea.

La cifra recomendada

Por todo ello, cifras superiores a 0,6 gramos de proteínas diarias no son necesarias y sobrepasarlas acarreará una serie de inconvenientes, como veremos más adelante.

Los alimentos más ricos en proteínas serían pues: las gelatinas, el hígado, la carne, el pescado, los huevos, la leche, la soja, la harina integral, el cacahuete, el yogur, las semillas de girasol, el germen de trigo, los guisantes, la avena, las patatas, el maíz integral, las legumbres y el arroz integral.

HIDRATOS DE CARBONO

Si tuviéramos que seleccionar un tipo de alimentos en cuanto a su capacidad para asegurar la supervivencia en situaciones de penuria, no nos quedaría más remedio que seleccionar un hidrato de carbono, bien sea en forma de azúcar o almidón. Y es que a pesar de que la actual guerra declarada a todo lo que sea un hidrato de carbono (azúcar, pan, espagueti, etc.) esté de plena moda, en un intento de luchar contra la obesidad, lo cierto es que son el alimento primordial del ser humano y sin ellos no puede existir la vida ni la salud. La manía persecutoria de la que son objeto es una prueba más de la falta de información veraz de las autoridades sanitarias, ya que su combustión es rápida, completa y sin apenas residuos, proporcionan energía inmediata y prolongada, suministran las vitaminas y minerales precisos, y por supuesto no causan las llamadas enfermedades degenerativas, como ocurre con los excesos de grasas o proteínas.

Su composición está basada en el carbono, hidrógeno y oxígeno, pudiéndose clasificar en simples y complejos, cuya división marca claramente el error que los especialistas han tenido, en el sentido de considerarlos por igual, tanto en sus funciones nutritivas, como curativas, como también a la hora de recomendar un régimen calórico adecuado. Los hidratos de carbono complejos o polisacáridos deben constituir nuestra base alimentaria, ya que en ellos se encuentran los almidones y la celulosa, siendo su fuente de procedencia principal los cereales, tubérculos, las leguminosas y las hortalizas.

Principales hidratos de carbono

Se dividen en dos grandes grupos, que son: los carbohidratos simples (los azúcares) y los complejos, como el almidón y la celulosa.

Azúcares

Monosacáridos

Entre los monosacáridos están la glucosa, fructosa y galactosa. La glucosa la podemos encontrar en las uvas, las frutas y la miel, y la fructosa (cuyo metabolismo no depende la insulina y puede ser utilizada por los diabéticos) también aparece en las frutas y la miel.

Disacáridos

Los disacáridos más importantes son: la maltosa (glucosa más glucosa), presente en la malta; la sacarosa (glucosa más fructosa), conocida como azúcar común y que se extrae de la remolacha o la caña de azúcar, y la lactosa (glucosa más galactosa), presente en la leche.

Polisacáridos

Los polisacáridos principales son dos: el almidón, que se encuentra en los cereales, tubérculos y leguminosas, el cual tiene un tamaño molecular mayor que los monosacáridos, y la celulosa, alimento insoluble e indigerible por el ser humano y que se encuentra en todos los alimentos vegetales integrales. La presencia de ciertas bacterias o de protozoos en el tubo digestivo de otros animales permite que pueda ser utilizada como buen elemento energético.

Los almidones se encuentran en el maíz, arroz, patatas o mandioca, por ejemplo, y su digestión se inicia en la boca, al masticarlos y mezclarlos con la saliva. La enzima amilasa descompone los almidones y los separa en glucosa, acción que solamente será frenada por los ácidos de estómago. Por eso, cuando queramos disponer de energía inmediata hay que ensalivar bastante tiempo los alimentos. Una vez que esos alimentos pasan al intestino delgado se siguen descomponiendo en glucosa de una manera más lenta.

Asimilación y metabolismo

La glucosa de la uva, la fructosa o levulosa de la fruta y la miel, así como la galactosa de ciertos vegetales y la manosa de algunas raíces, al tratarse de azúcares simples o monosacáridos son directamente asimilables, sin digestión previa y las diferencias entre ellos radican en su tiempo de absorción, siendo más lento para la fructosa y más rápido para la glucosa. Por el contrario, la fructosa proporciona más cantidad de glucógeno y, por tanto, más energía utilizable, mientras que la glucosa tiene el inconveniente de ralentizar el tránsito intestinal.

Todos los azúcares e hidratos de carbono, incluidos los almidones, al terminar la digestión se convierten en glucosa, la cual pasa a sangre por la pared intestinal mediante ósmosis, donde se encamina al hígado por el canal de la vena porta. Merced a esta víscera, las concentraciones en sangre de glucosa se mantienen estables, siendo almacenado el resto en forma de glucógeno hepático, el cual quedará como energía de reserva para cubrir las demandas necesarias, sobre todo en los ejercicios violentos y rápidos.

Los hidratos de carbono complejos o polisacáridos deben constituir nuestra base alimentaria, ya que en ellos se encuentran los almidones y la celulosa, siendo su fuente de procedencia principal los cereales, tubérculos, las leguminosas y las hortalizas.

Composición en hidratos de carbono de algunos alimentos

Pan blanco................... 64,4%
Almendra 19,6%
Azúcar blanco 99,1%

Carne vacuno	0,%
Patata	17,9%
Lechuga	2,9%
Huevo	2,7%
Leche	5,2%
Judía seca	60,8%
Naranja	10,5%
Arenque	0%
Aceite de oliva	0%

Los almidones proporcionan un aumento paulatino del azúcar en sangre, dando tiempo, por tanto, a nuestro organismo a segregar insulina, ya que su estructura compleja hace que se digieran más lentamente. Su digestión comienza en la boca (por eso estos alimentos hay que masticarlos bien), y al mezclarse con la amilasa -fermento presente en la saliva y el páncreas- se descompone en unidades de glucosa asimilables. Una vez en el estómago, los ácidos detienen este proceso, el cual se vuelve a reanudar cuando el alimento pasa al intestino delgado, en donde la presencia de nuevo de la amilasa pancreática lo descompone en glucosa.

Esta acción retardada para los hidratos de carbono complejos es lo que provoca unos niveles de glucosa prolongados, aunque no se puedan utilizar inmediatamente y sea necesario recurrir a los simples para conseguir energía rápida.

La cocción de los almidones o la adición de malta acelera este proceso y será posible de esta manera conseguir un alimento energético rápido y de fácil digestión.

Existe otro glúcido, la inulina, presente en las alcachofas, el cual tiene una acción no determinada con exactitud, pero se le ha comprobado que es capaz de luchar contra la hiperglucemia inducida. Su aplicación en la diabetes sería un punto a tener en cuenta.

Aporte energético

En el grupo de los monosacáridos tenemos la sacarosa extraída de la remolacha, dando lugar al azúcar común o blanco, y la lactosa contenida en la leche. Ambos se componen de dos monosacáridos para ser absorbidos, lo que proporciona al final varios azúcares simples. Estos componentes se absorben con rapidez y su paso a sangre es muy rápido, ocasionando ventajas y desventajas, entre ellas:

La uva es uno de los alimentos energéticos más saludables

1.- Una absorción rápida proporciona energía inmediata, pero el hígado recibe un fuerte choque de glucosa, más de lo que puede transformar en glucógeno, y el páncreas se ve forzado a segregar más insulina. Todo esto de forma inmediata.

2.- El exceso imposible de procesar tiene que transformarse en grasa y ocasionar un déficit de vitamina B1.

Nada de esto ocurre cuando se toman alimentos hidrocarbonados complejos, ya que su nivel de absorción es lento y el organismo tiene tiempo de acomodarse y digerirlo. Por ello, tomar cereales y leguminosas es una forma de asegurarnos la salud y de no engordar, pues solamente la ingestión masiva de monosacáridos (recuerden: remolacha y leche) puede dar lugar a problemas.

Celulosas

Otro grupo importante de hidratos de carbono son las celulosas, las cuales tienen la propiedad de no descomponerse apenas mediante la acción de las enzimas digestivas, por lo que no pueden considerarse como una fuente de energía, a no ser en situaciones de carencias nutritivas en las cuales el organismo es capaz de digerirlas parcialmente. Solamente los rumiantes son capaces de descomponerlas y extraer de ellas los principios nutritivos.

Utilidad

Su mayor utilidad en el organismo es su riqueza en fibras dietéticas las cuales, precisamente a causa de no ser absorbibles, producen un aumento del bolo alimenticio muy fácil de absorber y las materias fecales residuales pueden eliminarse con facilidad.

Su carencia en la alimentación provoca residuos imposibles de metabolizar, tránsito intestinal muy lento, absorción de los azúcares demasiado rápido, digestión de las grasas dificultosa y adherencias en la mucosa gástrica. A todo esto hay que sumar una mayor corrosión del ácido clorhídrico y una gran propensión a las enfermedades cancerígenas de origen digestivo.

El refinado

El continuo refinado de los cereales, entre ellos la harina y el pan, ha dado lugar a una carencia en nuestra alimentación de fibras, de las cuales el salvado es sobre la que más atención se ha puesto. La incorporación de la fibra al pan blanco, así como la recomendación de tomar salvado en copos, son algunos de los recursos que se están utilizando para mitigar la desnaturalización de nuestros alimentos. Lo lógico sería atacar al mal en su raíz y volver a entregar a los consumidores los alimentos en su estado natural, pero parece ser que en esto nos tropezamos con unas cadenas alimentarias difíciles de romper, aunque nos parezca incongruente quitar el salvado a la harina y luego volver a incorporárselo.

HE AQUÍ ALGUNOS RAZONAMIENTOS QUE DEMUESTRAN LA INCONVENIENCIA DE COMER CARNE DE MAMÍFEROS

El ser humano no es un carnívoro en el sentido estricto de la palabra, ya que, entre otras cuestiones, no posee la flora intestinal adecuada para el consumo de carne, lo que da lugar a fermentaciones pútridas diarias. Las heces de una persona consumidora habitual de carne huelen mucho peor que las de un vegetariano y, sin embargo, la de los animales carnívoros apenas huele.

Un animal carnívoro tiene mucho más desarrollados los colmillos que nosotros, mientras que el hombre desarrolla más las muelas, adecuadas para masticar la fibra de los vegetales y cereales para convertirlas en papilla.

Los auténticos carnívoros no pueden mover lateralmente sus mandíbulas.

El intestino del ser humano es muy largo, adecuado para absorber lentamente los nutrientes, mientras que en los carnívoros es más corto y agresivo. Por ello puede disgregar y asimilar rápidamente grasas, huesos y tendones.

Los carnívoros tienen un hígado mucho mayor que los hombres y puede neutralizar mejor las toxinas presentes en las vísceras de los animales que han comido.

El hombre suda a través de la piel y elimina así muchas toxinas, mientras que los carnívoros lo hacen solamente por la lengua.

La saliva del hombre es muy abundante y gracias a ella comienza en la boca la digestión de los hidratos de carbono presentes en los vegetales. Los carnívoros no tienen en ella el enzima tialina necesario para este proceso.

El estómago de los carnívoros segrega mayor cantidad de ácido clorhídrico que el del ser humano, ácido que es necesario para la digestión de la carne. Las úlceras gastroduodenales vienen precisamente por la gran cantidad de ácido clorhídrico que se segrega para poder digerir la carne que se come. Cuando se suprime la carne se curan las úlceras.

La carne es un alimento procedente de cadáveres en estado de putrefacción.
Su conservación es muy delicada, se corrompe con facilidad, acumula con frecuencia parásitos y bacterias (incluso mortales), y se hace necesario cocinarla y condimentarla para que sea agradable al paladar. En su estado natural es difícil de masticar, digerir y asimilar, salvo para los animales

auténticamente carnívoros, quienes no gustan de la carne cocinada. Por contra, los vegetales se pueden comer crudos o cocinados, solos o mezclados con otros vegetales

A los enfermos se les pone enseguida una dieta vegetariana, más saludable y digestible. Si es sana y nutritiva para los enfermos, lógicamente debe serlo igualmente para los sanos.

La dieta vegetariana no engorda, nos mantiene en el peso correcto.

Los vegetales no crean enfermedades por su consumo, las carnes producen enfermedades cardiovasculares, aumento del colesterol, artritis, fiebre aftosa, triquinosis, "vacas locas", exceso de ácido úrico, hipertensión arterial, etc.

La carne provoca adicción.

Para conseguir un kilo de carne de mamífero son necesarios SIETE kilos de cereales. Proporcionalmente, esos siete kilos de cereales bastarían para alimentar perfectamente a una persona sin necesidad de otros alimentos, mientras que ya sabemos que comiendo solamente carne no es posible la supervivencia. Si el hombre volviera a sus orígenes y dedicase las cosechas a su propio consumo, en lugar de alimentar con ellas al ganado, el hambre mundial quedaría corregida inmediatamente y hasta el aire estaría más saludable.

El consumo de carne produce agresividad. Los pueblos tradicionalmente carnívoros han sido desde siempre los más violentos.

DEPORTE Y ALIMENTACIÓN

Aún hoy día es difícil convencer a un deportista de que el 50 por 100 de su éxito deportivo depende de lo equilibrada que sea su alimentación e incluso los entrenadores tampoco estiman que los alimentos influyan tanto en la eficacia de un atleta. Tampoco saben demasiado sobre energizantes, dopaje y demás sustancias ergogénicas. Si la alimentación es según su criterio equilibrada, es suficiente, y para esto se basan siempre en el cuarteto carne, verdura, frutas y productos lácteos. Apenas se da importancia a la ración antes del torneo y nunca se tiene en cuenta la ración de recuperación, ya que en este sentido piensan que el descanso es el único factor a tener en consideración. El motivo de este capítulo sería tratar de convencerles de su error y hacerles ver que un restaurante de lujo no es el sitio adecuado para un deportista de elite, mucho menos en vísperas de un campeonato importante.

Lo que necesitamos

Cualquier persona, mucho más un deportista, necesita cubrir dos necesidades básicas con la alimentación: asegurarse de que su organismo reciba los alimentos calóricos necesarios y, posteriormente, los demás nutrientes que le restauren con la mayor brevedad posible los tejidos desgastados.

Así serían, esquemáticamente, las ideas primitivas sobre la alimentación correcta, pero tal concepto deja de lado cuestiones tan importantes como son la introducción en nuestro organismo de sustancias nocivas o degenerativas, la posibilidad de lograr energía intensa en un corto espacio de tiempo, lograr mediante los alimentos que una deficiencia corporal congénita o adquirida se vea mejorada, el adecuar tal o cual alimentación a la prueba deportiva en cuestión, tener en cuenta el sexo del deportista y mucho más su edad, así como también adecuar la alimentación al clima o al país. Si algún entrenador tiene en cuenta estos factores, es seguro que sus deportistas estarán ya en la cima del triunfo.

Una manera ampliamente utilizada de medir las necesidades energéticas de una persona es averiguar su metabolismo basal, esto es, saber qué consumo tiene su organismo en estado de reposo, despierto, a una temperatura ambiental media y con calma emocional. De esta manera se sabrán las calorías que necesita para mantener con vida su organismo, aunque esta prueba metabólica no nos servirá para el futuro y solamente nos da la pauta para ese día y ese momento.

Otras circunstancias que afectan nuestras necesidades energéticas son:

La edad (el metabolismo disminuye con la edad para que el deterioro físico sea cada vez más lento).

El sexo (las mujeres sufren grandes oscilaciones a lo largo de su vida, mucho más que los hombres.)

La climatología (el clima frío suele subir grandemente la necesidad de calorías incluso en estado de reposo y bien abrigados, mucho más si el deporte se practica con poca ropa.)

Los músculos (el aumento o disminución de la musculatura a causa del entrenamiento también lo modifica sensiblemente.)

La alimentación (ciertos alimentos también influyen grandemente.)

Los nutrientes (la carencia de calcio o magnesio lo frena, mientras que la vitamina B1 lo activa.)

El descanso (el sueño reparador lo baja mientras que los viajes largos lo activan.)

Otros factores son la altitud sobre el nivel del mar, las situaciones de estrés, o la competición deportiva o laboral. Una persona que va ganando un torneo tiene un desgaste calórico inferior al que va perdiendo, por ejemplo.

Precauciones

Por estos motivos, cualquier déficit calórico en un deportista puede suponer la pérdida del liderazgo y las medidas drásticas para bajar de peso por necesidad deben ser valoradas con cuidado. Es preferible que una persona pelee (en el caso de los boxeadores o luchadores) en un peso superior al suyo -adquirido después de varios meses de entrenamiento- que hacerle bajar a la categoría inferior después de imponerle una dieta drástica la semana antes. El peso en el cual va a competir tiene que fijarse con un mes de anticipación y no tratar de modificarlo a partir de entonces, ya que los resultados en este sentido siempre han sido negativos.

Un peleador al cual se le ha privado de parte de su alimentación habitual una semana antes de competir, en un deseo de que entre en el peso inferior, es un peleador que con toda seguridad perderá, ya que el cansancio le hará mella enseguida.

Ni que decir tiene que la sauna tomada días antes y con más razón la noche anterior, es jugar con fuego y asegurarse la derrota. En el boxeo se han conocido casos tan estúpidos como privar de beber abundante agua al boxeador que iba a pelear, solamente porque estaba en el límite de su peso en el momento del combate. Ahora nos explicamos por qué los boxeadores son los deportistas que peor acaban físicamente. A los golpes recibidos habría que sumar la estupidez en materia de alimentación de sus entrenadores.

Recomendaciones

Hay factores externos que nos pueden dar algunas indicaciones sobre el tipo de alimentación correcta de un deportista, sin necesidad por tanto de que le sometamos a pruebas que en la mayoría de los casos no están a nuestro alcance. Por ejemplo, a una persona delgada que vaya a competir en invierno al aire libre es obvio que un suministro de grasas dos días antes de la prueba le serán de gran utilidad, mucho más si la prueba va a durar más de quince minutos. Administrarle las grasas la noche anterior o unas horas antes no serviría de nada, ya que los lípidos necesitan mucho tiempo para depositarse y así poderse metabolizar. Por contra, en tiempo caluroso y un atleta que compita en torneos de corta duración, como sería un sprint, no necesita para nada las grasas suplementarias y le sería mucho más útil un suplemento de proteínas de rápida asimilación que le proporcionen una respuesta nerviosa rápida y vivaz. Ambos ejemplos pienso que son suficientemente claros. En tiempo frío y competiciones de larga duración se hace necesario aumentar al menos quinientas calorías la ración normal, no existiendo inconveniente en que este aumento sea a base de grasas.

Teniendo en cuenta el desgaste calórico de cada deporte, se podría establecer la siguiente tabla orientativa del consumo de calorías/hora, pero siempre acordándose de que cada persona y clima requieren un reajuste:

Esquí de velocidad... 960
Carrera 400 metros.. 930
Judo... 900
Full contact.. 850
Lucha libre, grecorromana................................. 850
Tenis individual.. 800
Carrera 2.000 metros... 750
Esquí de fondo.. 750

Patinaje de velocidad................................. 750
Maratón... 700
Natación de velocidad............................... 720
Patinaje artístico..................................... 600
Baloncesto... 600
Rugby... 550
Balonmano... 500
Kárate... 500
Esgrima... 500
Halterofilia.. 450
Remo... 450
Fútbol... 400
Ciclismo.. 360
Gimnasia... 300

No hay que olvidar, a la vista de estas cifras, que las calorías que proporcionan los hidratos de carbono sin refinar se mantienen más estables que aquellas procedentes de los productos refinados, y que las que proceden de grasas o proteínas son muy lentas de utilizar y agotan más al individuo, al requerir gran energía para quemarse.

Recientes estudios han puesto de manifiesto que es preferible dar un exceso de hidratos de carbono en los deportistas, en lugar de aumentar las proteínas, ya que éstas pueden sintetizarse (en contra de lo que hasta ahora se pensaba) a partir de los hidratos de carbono complejos.

Rendimiento e hidratos de carbono

Antiguamente se decía que un atleta debería consumir un 55 por 100 de su alimentación en hidratos de carbono, pero en la actualidad esta cifra se considera insuficiente inclusive para una persona normal, pudiéndose llegar perfectamente al 60 por 100 e incluso al 70 por 100 en los días anteriores de la prueba deportiva.

El problema aparece cuando la persona no hace distinción entre el tipo de hidratos de carbono y le da igual su procedencia, y que estén refinados o en estado natural. Un consumo exagerado de harinas refinadas, azúcar blanco o pastas sin germen dará con seguridad problemas de intolerancia digestiva, cólicos, estreñimiento, carencia de vitamina B1 y, además, su absorción será más lenta que con los productos naturales. El hígado metaboliza muy mal los productos refinados, ya que carecen precisamente de aquellos componentes que facilitan su metabolización, como es el calcio en el azúcar refinado o la vitamina B1 del arroz blanco. A esta lentitud en su aprovechamiento habría que añadir la eliminación por la orina de más del 50 por 100 de la glucosa absorbida, lo que explica el poco entusiasmo que tienen los entrenadores en administrar cantidades altas de carbohidratos, y el aumento de peso consecuente por no poderse quemar correctamente los alimentos.

En base a esto, la alimentación básica del deportista debería ser mediante los hidratos de carbono sin refinar, ya sean complejos (como el arroz integral) o simples (como la miel); sin ellos las marcas deportivas serán muy pobres, salvo en las pruebas de poca duración, como pueden ser la halterofilia o el sprint, en las cuales el suministro energético se hace a base de glucógeno y éste puede irse acumulando poco a poco. En estas pruebas anaeróbicas, en las cuales el oxígeno no tiene un papel importante, quizá sea más útil un exceso de proteínas, vitaminas del grupo B y ciertas sales minerales, como el calcio, potasio y magnesio.

Otra razón para no disminuir la cantidad de hidratos de carbono es que éstos ahorran proteínas e incluso permiten mejor la utilización de éstas por el organismo y, además, las grasas necesitan ser activadas mediante una cantidad considerable de carbohidratos. Algo así como si para prender un fuego necesitásemos primero otro fuego, que pudiera ser una cerilla. Las grasas necesitan previamente una combustión y mediante esta conclusión quedaría explicado porqué los regímenes de adelgazamiento a base de filete a la plancha no sirven, lo mismo que no sirve suprimir las grasas, ya que estas personas mal aconsejadas tampoco consumen hidratos de carbono, a los que consideran culpables de su obesidad.

Un déficit de hidratos de carbono trae, así mismo, problemas de coordinación, ya que su presencia es indispensable para las núcleo-proteínas y la maduración de ciertas células cerebrales.

La glucosa

Un hidrato de carbono ampliamente utilizado es la glucosa, la cual suele aportarse en los deportes de larga duración para ser consumida en cuanto el rendimiento baja. Esta costumbre debiera estar ya abandonada, dado que los resultados son muy mediocres y, por contra, a corto plazo traen serios inconvenientes.

Tomando, por ejemplo, 50 gramos de glucosa pura los niveles sanguíneos ascienden al cabo de media hora en 20 gramos, al cabo de una hora 50 gramos, para descender bruscamente al cabo de una hora y media a -20 gramos. Solamente después de tres horas la cifra sería otra vez normal. A la vista de estos datos es fácil deducir que en los deportes de menos de media hora de duración la glucosa pura no tiene ningún efecto positivo y solamente en aquellos que exceden de una hora pudiera ser interesante su consumo, salvo por los inconvenientes que provoca, como es la sobrecarga hepática, consumo insuficiente de las grasas y déficit de vitamina B1.

A la hora de ingerir azúcares hay que utilizar siempre aquellos de procedencia natural, como son las uvas, la miel, el polen, los dátiles o la remolacha, ya que el organismo es capaz de absorberlas adecuadamente, no provocan intolerancias digestivas ni deficiencias de otros nutrientes y, además, las cifras de glucemia en sangre se mantienen estables durante muchas horas. La mejor hora para tomar suplementos de glucosa es en ayunas, quizá junto al desayuno, pero siempre unido a otros tipos de alimentos similares, como puede ser el *muesli*. Esta administración suplementaria antes de la prueba deportiva permitirá retrasar la aparición del cansancio, aunque no contribuya en gran medida a la mejora de marcas deportivas, ya que para estos fines existen otros nutrientes que influyen sobre la esfera cerebral y las glándulas endocrinas, con bastante más efectividad que la glucosa. La administración, sin embargo, de dosis extras de azúcar permitirán también unos niveles de recuperación mucho más cortos, lo que resulta especialmente útil en aquellos deportes por eliminatorias o que van a continuarse durante varios días.

Aquellos deportistas que no quieran prescindir de una comida rica en proteínas (leche con huevo o panceta con pan), deberán tomar una dosis extra de glucosa en forma de uvas pasas, mosto o miel, ya que de no ser así las proteínas y las grasas consumidas antes de la competición no le servirán como elemento energético y con toda seguridad acarrearán problemas digestivos importantes. Un ejemplo, por tanto, de buen desayuno sería a base de leche descremada con *muesli* y endulzada con miel, alguna rebanada de pan integral con mermelada o margarina y quizá alguna fruta no ácida.

Para que los niveles de glucosa en sangre se mantengan estables el mayor tiempo posible y la formación del glucógeno hepático esté realizada con suficiente antelación, será conveniente aumentar desde quince días antes de la confrontación deportiva la ración de hidratos de carbono, ya que algunas experiencias en este sentido han encontrado unos aumentos de eficacia deportiva del orden del 20 por 100, lo que no es nada despreciable en deportistas de elite. Si estos mismos hidratos de carbono los suministramos horas antes, o incluso la noche anterior, los resultados se volverán contra el deportista, ya que el hígado no puede almacenar más de doscientos gramos de glucógeno y para eso necesita tiempo. Los músculos, a su vez, pueden almacenar un máximo de cuatrocientos gramos, pero tampoco pueden hacerlo en tan corto espacio de tiempo y este exceso forzosamente deberá pasar a sangre, lo que provocará un desequilibrio del líquido intersticial que verá alterada su composición equilibrada en iones, obligando al páncreas a un esfuerzo extra para que pueda ser eliminada tal cantidad de glucosa a través de la orina. Si no lo consigue, cosa que suele ocurrir, esta dosis extra se transformará en materia grasa.

Por tanto, y a modo de resumen, las raciones extras de cualquier elemento nutriente que queramos introducir en la dieta normal deben darse durante el entrenamiento. La noche anterior, y con más motivo las horas precedentes al torneo, deberá realizarse a partir de comidas sencillas y fáciles de digerir, dejando las nuevas experiencias para otros momentos. Las dosis suplementarias de glucosa solamente se deberán administrar en deportes de larga duración o cuando haga mucho frío, con el fin de que no se agoten las reservas de glucosa muscular a causa del frío o del ejercicio prolongado. Suministrar suplementos de grasa animal para combatir el frío, y así evitar la pérdida de calorías, es un error, ya que las grasas necesitan mucho más tiempo para poderse quemar, como antes se dijo, y la glucosa es capaz, por la vía de las pentosas, de suministrar calorías para que se realice una correcta termogénesis. Por tanto, si el tiempo es previsible que sea frío el día de la competición, es factible administrar grasas suplementarias unos días antes, pero si la temperatura ambiental ha bajado de manera imprevisible unos minutos antes es muy útil tomar suplementos de azúcar para combatir el frío.

Necesidades de minerales en el deporte

Las necesidades de sales minerales suelen ir unidas a las de agua, aunque la ingestión de verduras pueda evitar que se dependa de la ingestión de agua.

Para asegurarnos un aporte suficiente de elementos minerales y, al mismo tiempo, utilizarlos en nuestro provecho cuando queramos mejorar alguna facultad física mediante un aporte extra, deberemos primero entender el antagonismo que existe entre ellos. Así, el **calcio** y el **magnesio** son antagonistas, lo mismo que lo son el sodio y el potasio, entendiendo por antagonismo el que uno realiza la función opuesta al otro y, por tanto, la ingestión exagerada de uno de ellos provocará quizá también un aumento de las necesidades del otro. Otros elementos, como son el **sodio** y el **cloro**, son complementarios, de igual manera que también lo son el **calcio** y el **fósforo**.

En el proceso de sudoración se eliminan básicamente cantidades importantes de cloruro sódico con el fin de permitir la eliminación de agua, ya que en presencia de él no se podría eliminar. Una vez que esto tiene lugar, el organismo comienza a realizar un proceso perfecto para volver al equilibrio en minerales y agua, y para ello nos provoca la sed y hace que el **potasio**, cuya misión sería la de eliminar agua, se vaya de las células y así evite una deshidratación mayor a causa de un exceso de este mineral. Si bebemos agua en esos momentos, nos encontraremos con un potasio que no puede eliminar el exceso y una carencia de sal que impedirá que el líquido se pueda fijar y retener. Las consecuencias son bastante bien conocidas por los deportistas (mareos, retortijones, sudores profusos, etc.), lo que ha dado lugar a recomendar que no se puede beber agua durante un esfuerzo y ni siquiera al terminar. Pero este razonamiento está mal planteado, ya que no es el agua la que provocará daño sino la carencia de sal en ella. Bastará, por tanto, añadir una pequeña cantidad de sal en el agua para que ésta sea absorbida plenamente y fijada en el plasma. Una vez cubierta esta necesidad, el potasio orgánico volverá al interior de las células para permitir la evacuación del enorme calor producido por el esfuerzo. Si no existe seguridad en que el organismo se recupere rápidamente, no hay inconveniente en dar conjuntamente sodio y potasio, éste en forma de higos y dátiles (con lo que aportaremos una dosis extra de glucosa muy necesaria en estos momentos) y el sodio mediante un gramo de sal marina sin refinar (no dar sal yodada.)

El **fósforo** es un mineral también con una importancia extraordinaria en el deportista, ya que su presencia es necesaria para quemar cualquier tipo de alimento y transformarlo en energía, mediante un proceso llamado fosforilación.
Un deportista necesita diariamente un mínimo de 1,30 gramos de fósforo para la producción de energía y éste lo podemos encontrar en buena proporción en los alimentos lácteos junto al calcio, así como en los pescados, los huevos y las legumbres. Debemos evitar mezclar estos alimentos con los cereales, ya que contienen fitina, la cual da lugar a la formación de fitatos de calcio y magnesio insolubles en el intestino.

El **yodo** es otro mineral importante, ya que regula la producción de la hormona tiroidea, la cual interviene en la regulación del sistema

116

neuromuscular, en el proceso nutritivo, en el consumo de calorías y en los intercambios de minerales en el agua. Una carencia de yodo provocará una ralentización de la función tiroidea, lo que se manifestará en la lentitud en los ejercicios de velocidad y poca agilidad mental para asimilar los conceptos teóricos. El consumo cotidiano de pescados, algas y verduras nos asegurará nuestra ración diaria, lo mismo que utilizar sal marina o yodada en los alimentos.

El **magnesio** tiene un papel junto al calcio en la contractura muscular y sin su presencia el cansancio aparecerá demasiado pronto, ya que los músculos encuentran una gran dificultad para relajarse después de cada contracción. Aquí vemos el perfecto equilibrio entre el calcio y el magnesio, ya que mientras uno, el calcio, facilita la contractura muscular, el magnesio permite la relajación instantánea, dejando al músculo en condiciones de volverse a contraer.
Por tanto, deportistas que manifiesten una crispación continua en sus músculos, lo que se averigua a la hora de darles un masaje, deberán tomar suplementos de magnesio, el cual se halla presente en el melocotón, los cereales integrales y la mayoría de los frutos secos.

El **calcio**, como antes se dijo, es indispensable para asegurar una excitabilidad del sistema neuromuscular adecuada que permita contraer los músculos, y también para equilibrar al fósforo, ayudándole en la producción de energía, así como para que la coagulación sanguínea se realice correctamente.

Convulsiones o espasmos esporádicos suelen ser síntoma de carencia de calcio, ya que el organismo utiliza esta defensa en un intento de atraer hacia los músculos el calcio de los huesos que le es imprescindible. En cada espasmo, una pequeña cantidad de calcio óseo es movilizada, consiguiendo asegurar al cuerpo el mínimo necesario para la vida.

Cantidades necesarias las podemos encontrar en la leche, la cáscara de los huevos, los quesos, las verduras y los frutos secos; por supuesto, en los huesos de pescados y en las ostras.

El **hierro** es otro mineral imprescindible para el deportista, ya que su presencia es indispensable para transportar el oxígeno a las células y para formar la hemoglobina. Las mujeres deberían tomar suplementos de hierro después de una menstruación y ningún deportista debería donar sangre una semana antes de competir. Lo podemos consumir tomando chocolate, legumbres, cereales, huevos, verduras y frutos secos.

Vitaminas en el deporte

Sobre la eficacia de las vitaminas como suplemento dietético se ha hablado mucho y, mientras algunos autores no le conceden más importancia que la de ser un componente más de la dieta, otros le otorgan propiedades que quizá no tengan.

Como un estudio más detallado de sus utilidades es tocado en otro apartado, nombraré muy someramente su posible aplicación en el deporte utilizadas en dosis más altas que para cubrir posibles carencias vitamínicas.

Vitamina B1(Tiamina)

Es decisiva para que se realice correctamente la síntesis de los hidratos de carbono. El consumo exagerado de azúcares refinados provoca unas necesidades mayores y, por tanto, aquellos deportistas que suelan tomar glucosa sería conveniente que tomaran también suplementos de B1.

Su carencia en el deportista se nota en alteraciones de la transmisión nerviosa, volviéndose el atleta poco hábil o con reflejos disminuidos ante los estímulos. Suelen padecer trastornos intestinales con fermentaciones y gases, calambres musculares de repetición, sistema nervioso muy irritado y tendencia a los abandonos en el entrenamiento y frecuentes enfrentamientos con el instructor.

Administrada en dosis altas provoca una estimulación muy interesante del sistema nervioso, más notable en aquellos deportes en los cuales la habilidad de concentración sea importante. Mejora la transmisión de los impulsos nerviosos a los músculos (muy importante en las artes marciales o

119

la carrera de cien metros), y disminuye el tiempo de recuperación.

No se deberá administrar nunca por vía intramuscular ni venosa y se deberá tomar durante las comidas.

Vitamina B6 (Piridoxina)

Es un elemento importante en el metabolismo de las grasas y llega a proteger al hígado de su degeneración o de las agresiones del alcohol. Protege a las células musculares de la oxidación, así como a las células nerviosas y la vaina de mielina, e igualmente el corazón se ve beneficiado de su acción en cualquier sobreesfuerzo.

Su utilidad a dosis altas está en aquellos deportistas a los cuales les es imposible dejar de beber alcohol, para mejorar la síntesis de las proteínas y ayudar a eliminar los excesos de grasa orgánica, así como para una recuperación más rápida de la actividad cardiaca.

Vitamina B12

Es uno de los factores antianémicos más conocidos, así como el eslabón clave para la síntesis de las proteínas. Su consumo es pues obligado en aquellos deportistas que quieran ganar masa muscular y para ello deberán suplementarla con dosis masivas de proteínas, las cuales tendrán que ingerirlas justo antes del entrenamiento.

También es útil para aquellos deportistas que no tengan una capacidad pulmonar alta y que deseen mejorar su aprovechamiento del oxígeno. Esta propiedad debe tenerse en cuenta en competiciones que se celebren a grandes alturas, en cuyo caso unas dosis extras de B12 pueden ser decisivas para que no ocurran bajadas drásticas en el rendimiento.

Vitamina C

Su importancia en el organismo es muy variada y comprende desde su buen papel como antioxidante (prolongando así la vida deportiva del atleta), la formación de la hemoglobina, su presencia en la glándula suprarrenal y los músculos, facilitar la formación del glucógeno hepático, fijación del hierro en la sangre, así como la adaptación a los climas fríos y su potenciación de las defensas contra las bacterias.

Se ha utilizado ampliamente en todos los deportes, más por intuición que por convicción, ya que, aunque no tiene un efecto directo sobre la fatiga ni sobre el rendimiento en general, su acción global permite que el deportista esté ausente de los problemas que acarrean los sobreesfuerzos, tales como: calambres, desgarros musculares frecuentes, mal rendimiento en las pruebas de velocidad, aparición frecuente de agujetas y mala resistencia a la fatiga.

Vitamina E

Su compleja acción en nuestro organismo ha motivado el que no sepamos a ciencia cierta para qué nos puede ser útil, pero ante la posibilidad de que dosis extras de ella nos aporten beneficios se suele incluir entre los suplementos dietéticos de uso habitual.

Parece ser que protege a los músculos sometidos a fuerte entrenamiento de la oxidación, la anorexia y la esclerosis, al mismo tiempo que por su acción en las glándulas genitales contribuye a que la musculatura se potencie más rápidamente al ser activada la hormona testosterona. Por este motivo, debiera ser consumida por todo deportista en épocas de fuerte entrenamiento y por aquellos que trabajen con pesas.

Otras vitaminas

Además de las anteriormente citadas, el resto de las vitaminas conocidas también tienen su importancia y deberían utilizarse ante el menor síntoma de duda o carencia, ya que las sobredosis no parece que tengan graves inconvenientes y, sin embargo, su aplicación a dosis altas puede aportar grandes mejoras en la salud y el rendimiento del deportista.

La *vitamina B2* se debe utilizar para corregir calambres de repetición, cifras de glucemia inestables o en deportistas que padezcan diabetes, agujetas incontroladas en personas bien preparadas y trastornos en las plantas de los pies, tales como sensación de quemazón.

La *vitamina PP* (ácido pantoténico) se debe utilizar en épocas muy frías para adaptar rápidamente el organismo a esas temperaturas y muy especialmente en los nadadores que compiten en invierno al aire libre. También es útil, en unión al PABA (ácido paraaminobenzoico), en los alpinistas o personas que van a estar expuestos durante largas horas al sol, ya que ambas vitaminas protegen de los defectos perjudiciales de los rayos solares.

La *vitamina P* (Rutina) es necesaria para prevenir derrames en el sistema circulatorio, así como hematomas y cualquier otra alteración en la estructura de la pared capilar. En unión a la vitamina E se utilizará para la resolución rápida de fuertes hematomas, así como para evitar las bruscas bajadas de tensión que sufren los deportistas con mala circulación de retorno.

El resto de las vitaminas A, D y F no tienen una influencia directa sobre el rendimiento deportivo, aunque un entrenamiento intenso o una alimentación insuficiente también pueden provocar un aumento de las demandas de alguna de ellas.

La aportación hormonal

No voy a tratar aquí de la ingestión o administración de hormonas sintéticas en el deportista, ya que para este tema ya existen expertos... o insensatos. Este artículo demostrará que solamente mediante la ingestión adecuada de los alimentos se pueden lograr mejores resultados que con la utilización de productos químicos. El único requisito, común siempre a cualquier aplicación naturista, es la paciencia y la constancia, ya que los productos naturales actúan poco a poco, dando tiempo al organismo a que se adapte y teniendo como ventaja principal el que cuando se dejan de administrar no provocan efectos de rebote o desfallecimientos. Sus beneficios, pues, se notan a largo plazo y duran muchos meses.

Para que la síntesis hormonal se realice correctamente no basta suministrar directamente la hormona en cuestión, sino que habrá que tomar suplementos de aminoácidos y algunas vitaminas para asegurar una metabolización adecuada. Por fortuna, la mayoría de las hormonas presentes en el reino vegetal también van acompañadas de otras sustancias nutritivas de interés.

Para la formación de hormonas se necesitan los aminoácidos tiroxina (para la hormona tiroidea), metiotina y cistina, así como una fracción importante de colesterol, sin el cual las hormonas sexuales no se segregan. También hay que tomar abundante yodo, calcio y vitamina C, así como todo el complejo B.

Respecto a los estrógenos, esto es, las hormonas femeninas, se pueden encontrar en cantidades altas en el lúpulo que se añade a la cerveza (por tanto, la cerveza, que contiene hormona femenina, puede dar lugar a un aumento de las mamas masculinas), la avena germinada, la salvia, las semillas de remolacha, la carne de pollo y aún más la de gallina, los aceites de semillas, en especial el de oliva, así como el cacahuete. Es importante que los varones que estén interesados en un aumento rápido de la musculatura eviten estos alimentos durante ese período, ya que, aunque el organismo necesita una pequeña cantidad de estrógenos para estar equilibrado, en ciertos momentos quizá sea conveniente reducirlo al máximo.

La hormona masculina, en especial la testosterona, es la más utilizada de todas, incluso por las mujeres, ya que sus beneficios en la esfera muscular se notan pronto y se sabe con certeza que la mayoría de los atletas de elite las utilizan de manera cotidiana, por más que sea considerada como dopaje en todos los deportes. Afortunadamente, cuando la consumimos en su forma natural presente en los alimentos vegetales esta hormona no tiene efectos indeseables, contribuyendo más que nada a una reactivación de las hormonas de nuestro organismo, y sus resultados son igualmente a largo plazo. No sirven, pues, para unas prisas.

La fuente más conocida es el germen de trigo y aún más su aceite, en el cual se han encontrado cantidades significativas de androsterona y testosterona, así como vestigios de gonadotropas. Si a esto añadimos que también es muy rico en vitamina E (decisiva en la formación de testosterona), aminoácidos y minerales, nos daremos cuenta de que el germen de trigo es el primer alimento que deberemos consumir cuando queramos un aporte hormonal extra.

Otros alimentos que contienen andrógenos son los embutidos y la leche, así como cualquier carne de animales machos, sin que quiera decir que el toro, por ejemplo, tenga mayor cantidad de hormonas masculinas que el conejo. Lo importante es el sexo, no el tamaño.

También existen otros productos vegetales, como el polen, la jalea real, el ginseng, el eleurococo y la mayoría de las semillas, los cuales, aunque no contienen hormonas en cantidades significativas, poseen sustancias que activan nuestras propias hormonas, siendo los resultados similares a cuando las tomamos directamente.

Las hormonas suprarrenales (androsterona, corticoides y adrenalina) pueden ser estimuladas simplemente con el consumo de dosis altas de vitamina C, aunque su mejor aporte lo encontramos consumiendo carne, siendo la cabeza del cerdo la que mayor cantidad contiene. Otros alimentos muy ricos en estas hormonas son la leche de vaca, la sangre o las morcillas, el hígado, los riñones, así como cualquier despojo. Por desgracia, el consumo de estos alimentos no es aconsejable a los deportistas, ya que sus efectos secundarios son importantes, siendo preferible centrarse exclusivamente en la leche y la vitamina C.

ALGUNOS EJEMPLOS DE COMIDAS PARA DEPORTISTAS

Lo importante es no realizar cambios de importancia en la alimentación de un deportista unos días antes de la competición. Los ensayos y los resultados deben realizarse y comprobarse muchos días antes de las confrontaciones, y será el atleta, en última instancia, quien decida lo que debe hacer con su cuerpo. El entrenador deberá aconsejarle lo que es mejor para él y su rendimiento deportivo, pero es preferible dejarle comer un poco según sus apetencias a tenerle en contra de un tipo de alimentación, por muy razonable y beneficiosa que ésta sea. El atleta, en la medida en que aumente su cultura dietética y note los beneficios de ciertas dietas, se convertirá en un fiel defensor de ellas.

Para no complicarnos la vida con tablas de alimentación difíciles de memorizar, voy a indicar algunos tipos de comidas más adecuados para el máximo rendimiento deportivo y que sea el atleta quien escoja el que más le guste.

El desayuno

Desaconsejado el tazón de leche con café y azúcar, aunque el café lo pueden tomar aquellas personas habituadas a él, ya que una supresión brusca quizá le siente peor que seguir tomándolo. Se deberá sustituir por achicoria o malta tostada, la cual tiene una acción energética, estimulante y diurética casi tan importante como el café, pero sin sus inconvenientes. También se puede sustituir perfectamente por un té de ginseng o eleuterococo, cuyos beneficios son notables. Cualquiera de estas bebidas hay que edulcorarlas con miel o azúcar moreno, NUNCA con sacarina o azúcar blanca. Como complemento se puede tomar cualquiera de estos alimentos: copos integrales de cereales, *muesli,* manzanas sin la piel, plátanos, uvas pasas, leche descremada, tostadas de pan integral con margarina o miel y complementarlo con un zumo de uva.

La ración de espera

En el supuesto de que la competición se realice a media mañana y el desayuno quede ya muy lejano como para asegurar los principios energéticos necesarios, se podrá tomar en el mismo lugar de la competición, al menos una hora antes de competir, cualquiera de los siguientes alimentos: una patata cocida al vapor sin aliñar, una manzana pelada o mejor triturada, un zumo de uva, un vaso de agua con una cucharada de miel, un poco de queso fresco o un yogur con frutas.

Comida del mediodía

Se puede tomar cualquiera de estos alimentos considerados como especialmente adecuados para un deportista, pero teniendo siempre en cuenta las posibilidades incompatibilidades: ensalada de brécol, ensalada de remolacha y apio con zumo de limón y avellanas o almendras. Puré de zanahorias con patatas y tomate. Arroz integral con salsa de soja o queso. Pasta italiana con tomate, queso o hierbas diversas. Patatas rellenas con pimientos o carne de pollo. Carne de mariscos, de atún o de salmón. Pescado de cualquier clase, especialmente la caballa que es más energética. Pollo cocido al horno, pero nunca a la parrilla o al fuego directo. Tarta de manzana integral, pasteles integrales o que no contengan grasa de cerdo. Manzanas al horno o flan. En tiempo caluroso se pueden tomar helados.

Cena

Setas o champiñones al ajillo y con perejil, sopas de ajo, tomate o pan, verduras no flatulentas, como las espinacas, los cardos o las acelgas. Escalopes de queso o mariscos, pescado blanco, tortilla de patatas cocidas al vapor, tortilla francesa con caballa o bonito, pollo asado, sopa de cebollas, y de postre con preferencia yogur. No olvidar una ensalada de lechuga que nos asegure un sueño profundo.

La ración de recuperación

Ésta deberá ser incluida por fuerza en aquellos deportistas que tienen que seguir compitiendo al día siguiente o incluso durante el transcurso del mismo día.

Hay que evitar en lo posible las proteínas, ya que el ejercicio da un balance demasiado positivo de urea negativo en sales minerales o azúcar.

Los alimentos a consumir con preferencia son: Las patatas incluso fritas o en tortilla, las frutas ricas en vitamina C, el brécol, el perejil y los pimientos asados o rellenos, el arroz, los espaguetis y las tartas de queso, la piña, los dátiles, las uvas, el polen, la jalea real o la miel, el té de ginseng, los zumos vegetales, los frutos secos bien masticados, las zanahorias y la remolacha, los cereales en copos y el pan integral. Prohibidas totalmente las grasas de procedencia animal, la carne, el pescado azul, la lechuga o la cebolla, así como los quesos maduros.

ALGUNAS ENFERMEDADES Y SU TRATAMIENTO DIETÉTICO

Ya se ha dicho en más de una ocasión que los médicos del mañana son los dietólogos de hoy y que las medicinas hoy en día consideradas marginales ocuparán el primer lugar en los futuros centros de salud. Pero mientras esto ocurre, en nuestro país se considera a los alimentos como los componentes esenciales para la nutrición, nunca como los causantes de más del 50 por 100 de las enfermedades conocidas, y menos aún como elementos curativos de primera magnitud.

La medicina oficial admite el papel nocivo del exceso de grasas saturadas, pero sabe poco de los beneficios reales de las grasas poliinsaturadas de origen vegetal. Recomiendan no tomar sal a todo hipertenso o persona afectada de cardiopatías, pero nada saben de los beneficios de tomar sal marina, ni de los inconvenientes de suprimir la sal totalmente de nuestra alimentación. Dicen que el exceso de azúcar es malo, que no deben tomarlo los diabéticos, pero nada saben de las virtudes terapéuticas de los azúcares naturales, ya sea miel, polen o fructosa. En resumen, su interés por los alimentos es puramente nutritivo.

Lo incongruente de esto es que aunque los científicos expertos en nutrición están convencidos de que la mayoría de las enfermedades degenerativas, entre ellas las cardiovasculares y el cáncer, son producidas de una manera directa por la

131

alimentación inadecuada, nadie parece tener interés en preguntar a los pacientes qué han comido en los últimos diez años.

Cardiopatías

Estas alteraciones, junto a los accidentes en carretera y el cáncer, son la causa más común de muerte en las personas. El origen casi siempre está en la alimentación demasiado rica en grasas saturadas (y el filete a la plancha también contiene una gran cantidad de ellas), el uso de azúcar refinado y el exceso de colesterol contenido en los huevos y los derivados del cerdo.

Las grasas saturadas ya sabemos que tienen una tendencia a depositarse en lugares adecuados -como el tejido adiposo- y cuando ya no tienen cabida allí se depositan, entre otros lugares, en la pared arterial. La presencia en la alimentación de grasas poliinsaturadas y lecitina contribuye a que estas grasas se mantengan en suspensión durante bastante tiempo y no se depositen, por lo que el primer tratamiento sería introducir mayor cantidad de grasas poliinsaturadas en la alimentación (aceites vegetales crudos, frutos secos, etc.), al mismo tiempo que se administran suplementos de lecitina. Recientemente, tuve la oportunidad de oír hablar a un médico en televisión, el cual criticaba los productos naturales llegando a decir que "esto de la lecitina es un camelo, ya que se utiliza para conservar alimentos". Pues ya ven ustedes, el médico tiene razón en lo de que es un conservante, pero se olvidó de decir que forma parte esencial de la bilis, de la membrana celular y que entre sus misiones orgánicas está la de mantener la vaina de mielina del sistema nervioso en buen estado.

La casi totalidad de las cardiopatías (angina de pecho e infartos) están producidas de manera directa por el consumo exagerado y prolongado de grasas y proteínas animales, calorías de origen animal, azúcares refinados y bebidas alcohólicas. Los vegetarianos, según se demostró en un estudio que abarcó a once mil personas, apenas morían de estas enfermedades y en los análisis que se les hizo se les encontró menor cantidad de lipoproteínas de alta densidad en sangre.

Las experiencias han demostrado sin lugar a dudas que no basta con incorporar a la alimentación las grasas poliinsaturadas de origen vegetal, sino que se hace necesario suprimir las grasas animales cuando se quiere reducir la mortalidad por esta causa. Esto nos pone en la duda de si en verdad serán las grasas animales las causantes o es el conjunto del alimento extraído del animal lo que es perjudicial. Aquellas personas que abandonaron la alimentación animal mejoraron mucho más rápidamente que aquellas otras que trataron de compaginar su salud con su paladar.

Otros investigadores fueron más lejos y dejaron vía libre a un grupo numeroso de sus pacientes habituales, en el sentido de dejarles comer lo que desearan, mientras que a otro grupo le prohibieron

133

expresamente las grasas de origen animal. Al cabo de algunos años, las personas que comieron a placer o estaban muertas o la enfermedad había hecho su daño, mientras que el otro grupo acusaba una mortandad significativamente inferior, además de poseer una salud más fuerte.

Si es usted valiente y no acaba de creer lo que aquí se dice, haga una prueba: invite a un amigo suyo que haya padecido una angina de pecho a comer a su casa y póngale de cena un filete de cerdo con guarnición de chorizo, de postre un suculento pastel de rica crema y para final un refrescante vaso de coñac. Si en verdad es amigo de él, tenga a mano el teléfono de la ambulancia y algunas píldoras para emergencias, ya que lo más probable es que se le declare un nuevo ataque cardiaco.

Cuando su deseo esté curarse de su enfermedad cardiaca, no olvide suprimir los alimentos anteriormente citados y tomar en abundancia nueces, arroz integral, semillas de girasol, algas marinas y unas pasas. Unos suplementos a partir de jalea real y eleuterococo, así como infusiones diarias de espino blanco, muérdago y romero, le serán de gran ayuda. En los casos graves, unas gotas de árnica le ayudarán, pero mejor que éstas se las recete el facultativo.

Ulceras gástricas y duodenales

Estas úlceras han sido tratadas sin éxito mediante la administración de medicamentos alcalinos, en un intento de frenar el exceso de ácido clorhídrico, ya

134

que todas las personas afectadas de estas enfermedades acusaban una mayor producción de ácido. Se pensó que era el responsable de la corrosión de la mucosa gástrica, ya que su efecto dañino in vitro (fuera del organismo) era bien conocido. Así, durante largos años los enfermos tomaban diariamente su dosis de bicarbonato -primero-, alcalinos a partir de magnesio y aluminio -después- y posteriormente compuestos químicos emparentados con la foliculina de nombre cimetidina. Lo cierto es que las úlceras casi nunca se resolvían definitivamente, y eso después de padecer una dieta restrictiva insoportable. Ahora, la teoría de que la causa reside en una bacteria que anida generación tras generación en la mucosa gástrica invalida las conclusiones anteriores.

Es cierto que el ácido clorhídrico de los ulcerosos está presente en mayor cantidad, pero no podemos considerarlo como el causante de la enfermedad sino una adaptación que hace el organismo para poder ingerir cantidades tan enormes de carbohidratos refinados. Suprimiendo el exceso de ácido la sintomatología dolorosa disminuye, cierto, pero la enfermedad sigue su curso y, llegado a un punto, la mucosa gástrica se perfora.

Las experiencias naturistas descubrieron que en los cereales integrales, en las legumbres, la yema de huevo y los productos lácteos, existe un factor liposoluble que evita o cura las úlceras duodenales. Este factor tiene una estructura química similar a la vitamina A, por lo que la administración de suplementos vitamínicos será lo primero a considerar.

La dieta para un ulceroso es bien sencilla: supresión de todo tipo de azúcar refinado. Diariamente hay que tomar dos patatas hervidas al vapor sin aliñar, un vaso de zumo de col, ensaladas de zanahorias y lechuga, así hasta que remitan los dolores. Llegado ese momento, la dieta puede ser más amplia, pero hay que suprimir de ella la carne de cerdo, las especias y cualquier otro tipo irritante. Se tomarán con preferencia verduras que no contengan mucha celulosa, papillas de cereales integrales y sémolas, e incluso carne de pollo si el enfermo no es vegetariano. Por supuesto, la leche y sus derivados también se pueden consumir. Las comidas nunca demasiado calientes.

Hipertensión arterial

Aunque no es una enfermedad en si misma, sino una adaptación que hace el organismo para cubrir una falta de riego sanguíneo, lo cierto es que actualmente se la trata como una enfermedad y prueba de ello son los millones de personas que toman hipotensores como única medicación. Lo que se pretende básicamente es reducir las cifras tensionales a unos niveles estándar, pero sin tener en cuenta constitución, enfermedades, sexo, edad u otros factores. Cada persona debe tener unas cifras establecidas hace nadie sabe cuántos años y, al igual que en el peso, todas aquellas personas que estén fuera de la norma deben ser tratadas. Se habla de tensión alta, baja, compensada o descompensada, pero las causas por las cuales el organismo ha recurrido a modificar las cifras tensionales apenas se saben. Combatir, pues, simplemente la hipertensión es provocar una nueva serie de enfermedades, incluso algunas más graves que aquellas que pueden producir las cifras de tensión altas. Pudiera ser que cuando nuestro organismo sube la tensión lo haga para asegurar el riego sanguíneo, disminuido a causa de diversos factores, y cuando administramos un hipotensor el déficit de oxígeno se hará patente enseguida.

Desde siempre se ha suprimido la sal como un medio sencillo de bajar la tensión arterial y, si bien es cierto que esta medida provoca este efecto, también es cierto que sin la presencia de cloruro sódico en nuestro organismo la tensión arterial sufre unas oscilaciones tremendas y continuas, pasando de llegar a 24 de máxima y bajar hasta 4 ó 5, también de máxima. A nuestro sistema circulatorio le es imposible asegurar unas cifras continuas, ya que le falta el elemento imprescindible para lograrlo, el sodio. La primera medida, pues, ya está apuntada: no suprimir la sal en su totalidad y cambiarla por sal marina, equilibrada con magnesio, yodo y bromo; aunque, por supuesto, su consumo debe ser moderado.

La dieta es muy sencilla: disminuir el aporte calórico eliminando totalmente la presencia de grasas animales. Tomar alimentos ricos en potasio (la administración de diuréticos debe estar muy controlada), tales como ciruelas pasas, patatas, miel, plátanos, ciruelas, manzanas, soja y germen de trigo. Comer alimentos ricos en fibra vegetal, así como trigo sarraceno, arroz integral, ensaladas crudas aderezadas con limón y aceite, suprimir las coles, el repollo y similares, y aderezar las comidas con abundante ajo. Como suplemento, lecitina e infusiones diarias de espino blanco y muérdago.

Diabetes

He aquí otra enfermedad perfectamente definida, fácilmente diagnosticada, tratada de manera similar desde hace décadas y, sin embargo, aún no resuelta, por lo que casi ningún diabético puede verse libre de su medicación antiinsulínica de por vida. Quizá el problema no está en la enfermedad sino en el tratamiento, pero este no puede ser correcto si la causa que produce la enfermedad no se sabe con certeza.

La deficiente producción de insulina por el páncreas quizá no sea la causa básica, como ahora veremos.

La diabetes guarda relación directa con el consumo de calorías por el ser humano y la reducción de productos vegetales en la dieta. Aquellos pueblos que toman solamente cantidades mínimas de grasas y proteínas (apenas un 6 por 100 del total), y basan su alimentación en hidratos de carbono sin refinar (complejos) no suelen padecer diabetes. Pero si ustedes preguntan a un médico les recomendará ante todo disminuir la ingestión de los

138

carbohidratos, ya que éstos se transforman en glucosa. Pero es que hay glucosa y glucosa.

Cuando en la pasada guerra mundial la población se vio obligada a disminuir la ingestión de azúcar refinado, carne y grasas animales, los índices de diabéticos bajaron drásticamente, encontrándose solamente en las clases más pudientes, los cuales seguían comiendo pan blanco, azúcar y carne.

Otros investigadores sometieron a individuos voluntarios a diferentes tipos de dieta. Los que consumieron grasas saturadas en abundancia acusaron en quince días intolerancia a la glucosa, mientras que aquellos que tomaron abundancia (¿exceso?) de hidratos de carbono y pocas grasas toleraron perfectamente una sobredosis de glucosa.

Los experimentos, siempre basados exclusivamente en la dieta nunca en la medicación, dejaron bien claro que una alimentación rica en hidratos de carbono complejos sin refinar y en fibras vegetales era suficiente para que la mayoría de los diabéticos hiperglucémicos mejorasen al cabo de dos semanas, hasta el punto de no necesitar tratamiento de insulina.

El tratamiento, pues, ya está indicado: supresión de productos refinados y en su lugar tomar integrales (pan, arroz, azúcar, etc.), verduras crudas, jalea real, manzanas crudas, alcachofas, cebollas, endibias, achicoria, diente de león y alimentos ricos en cromo, como son la levadura de cerveza y las setas.

Traumatismos, reumatismos e inflamaciones

Aunque la causa y la patología de estas tres alteraciones son muy variadas, en el momento de curarlas las diferencias se acortan y en la mayoría de los casos las medidas a adoptar son totalmente coincidentes. Lo que sirve para curar una contusión también puede ser útil para una artritis reumatoide, ya que, a fin de cuentas, los síntomas y las alteraciones físicas son similares; lo único que cambia es la causa. De poco nos vale establecer una gran diferencia entre un lumbago, una tortícolis o una distensión muscular, si a la hora de aplicar remedio no podemos establecer grandes diferencias, bien porque no dispongamos de demasiada variedad, bien porque los remedios a nuestro alcance tengan una acción polivalente.

A nivel general, las inflamaciones dan lugar a calor local, a veces enrojecimiento, ligera fiebre, síntomas de malestar y debilidad, agudizándose cuando el enfermo está inactivo. El dolor local produce contractura de la musculatura y espasmos intermitentes, mucho más importantes cuando se ven afectados los músculos flexores. Si el enfermo no se pone en movimiento rápidamente, comienza a declararse una atrofia muscular, acortamiento de los ligamientos, descalcificaciones óseas -al principio locales y luego generales-, pérdida del tejido cartilaginoso y alteraciones en la microcirculación. La asociación de una inflamación articular con otra enfermedad, como puede ser hipertensión, obesidad o alteraciones psíquicas, obligará a extremar las medidas terapéuticas.

Actividad física moderada

Independientemente del tratamiento de fondo que se aplique, hay dos medidas que hay que tener en cuenta casi de inmediato: la reanudación planificada de la actividad física y un corto ayuno. El ejercicio evitará que se declaren secuelas posteriores de difícil solución, como son la atrofia muscular y el acortamiento ligamentoso, sin olvidar el anquilosamiento, y el mismo enfermo suele manifestar que es durante las primeras horas del día, justo cuando se acaba de levantar, cuando más le duele su cuerpo, síntoma que se ha denominado como "rigidez matutina". Este aumento del dolor al pasar del reposo a la actividad suele ser el indicativo de la evolución de la enfermedad y el factor en el cual hay que incidir, ya que prácticamente ninguna enfermedad de este tipo mejora con el reposo absoluto y, por contra, a causa de él aparecen nuevos problemas, además de que la curación tarda mucho más en realizarse. Incluso cuando exista una rotura ósea la inmovilización general, total, no debería realizarse y, aunque la parte afectada se deje en un relativo reposo, el resto del cuerpo sano hay que moverlo. Esto facilitará la curación de la rotura, ya que la circulación sanguínea activada mejora todo el proceso regenerativo. Dejemos, pues, la cama para dormir por la noche, ya que en ella se solucionan pocas enfermedades.

La dieta

Respecto al ayuno, debe adoptarse sobre todo en la fase aguda de la inflamación y después de un día de dieta completa en el que solamente se beberá agua, se pasará a una dieta blanda sin carne ni pescados, la cual, aunque no incida sobre la restauración de la fractura, servirá para que toda la musculatura adyacente tenga una mayor flexibilidad, tanto a nivel ligamentos, muscular e incluso articular.

Siguiendo con la dieta, se ha comprobado en numerosos futbolistas que, simplemente cambiando su alimentación, dejaban de tener lesiones de repetición. De igual manera, cuando un deportista profesional abandona su entrenamiento cotidiano acaba inexorablemente convertido en un enfermo reumático, motivado por su alimentación excesiva en proteínas animales, las cuales soporta más o menos bien en épocas de gran actividad, pero muy mal cuando decae el ritmo de su entrenamiento. Una dieta naturista, por tanto, contribuirá a evitar concentraciones excesivas de ácido úrico y láctico, los cuales merman el rendimiento y producen una contractura sobre la musculatura periarticular, lo que se traduce en rigidez y baja movilidad.

Pero no solamente las proteínas animales son las causantes de estas enfermedades inflamatorias, sino que los productos refinados, harinas y azúcar, causan tanto daño como los de origen animal. Su difícil metabolización produce un aumento de radicales libres, lo que provoca a su vez un aumento en los procesos oxidativos y degenerativos. Estos radicales y las células sanas son atacados por ellos, la cicatrización se retarda y el tejido dañado queda demasiado débil. Solamente una dieta libre de grasas de procedencia animal, así como de proteínas, evitaría la formación de radicales.

No se confunda el lector con esta dieta y entienda que estoy hablando exclusivamente de proteínas y grasas de procedencia animal, pues las de procedencia vegetal no solamente no son perjudiciales sino que ayudan a la curación rápida. Aunque para muchas personas una proteína es una proteína, venga de donde venga, el asunto no es tan sencillo, ya que influye el medio líquido en el que estén incluidas, el resto de sustancias nutritivas que la acompañan, así como el contenido total de sus aminoácidos, tanto esenciales como no esenciales, ya que durante una enfermedad los no esenciales son difíciles de sintetizar.

Radicales libres

La importancia de eliminar los radicales libres en un proceso inflamatorio queda demostrada en el siguiente proceso: el hierro sanguíneo se acumula en las membranas y los líquidos que rodean la inflamación, lo que da lugar a la formación de los llamados aniones superóxidos. Estos dañan los glóbulos rojos que vierten su contenido dentro del área inflamada, generando un radical hidróxilo que reduce el ADN y también el líquido sinovial que protege las articulaciones. Si este proceso va unido a un exceso de grasas saturadas, el daño es mayor.

Volviendo al ayuno, después de guardar dieta completa el primer día, éste debe ser a partir de zumos de zanahoria, caldos vegetales y frutas licuadas (con la fibra incluida), y la duración un mínimo de una semana, pudiéndose llegar a las tres semanas en el caso de artrosis severas. Posteriormente, una alimentación lacto-ovo-vegetariana completará el tratamiento.

La lista de alimentos recomendables en los procesos inflamatorios es muy extensa y cada persona no tendrá problemas para seleccionar aquellos que más le satisfagan. Entre ellos están: germen de trigo, cereales integrales (arroz, trigo, avena y maíz), espárragos, espinacas, remolacha, coles de Bruselas, brécol, cítricos (naranjas, pomelos, limones), tomates, fresas, pimientos, patatas, berros, acelgas, escarolas, endibias, lechuga, etc. Resulta de gran utilidad tomar cada mañana, en ayunas, medio vaso de jugo de patata cruda. Al mediodía tres bayas de enebro bien masticadas y después de la comida dos granos de mostaza.

Otros tratamientos para las enfermedades articulares y los traumatismos

Selenio

Aunque es el mineral de más reciente aplicación en la nutrición humana, sus beneficiosos efectos sobre las enfermedades inflamatorias están siendo estudiados incluso por médicos no naturistas. Este mineral se encuentra en pequeñas cantidades en alimentos como los mariscos, el trigo integral, la levadura de cerveza, las semillas de sésamo, el ajo y las setas. El cuerpo solamente necesita cantidades mínimas que se miden en millonésimas de gramo, pero los fertilizantes artificiales han conseguido eliminarlo casi en su totalidad; por este motivo, la dieta actual es deficitaria en selenio.

Durante años nunca se le administró de forma aislada en la alimentación humana, ya que poseía numerosos efectos tóxicos; sin embargo, ingerido en su forma natural o en presencia de levaduras, no solamente no tiene ningún efecto tóxico sino que es altamente beneficioso, especialmente para las enfermedades que estamos comentando. Este proceso de quelación (el vegetal crece en presencia de un mineral) ha demostrado ser la mejor manera de tomarlo sin riesgos y la dosis diaria ingerida nunca debe sobrepasar los dos mil microgramos.

Administrado junto con la vitamina E, los procesos inflamatorios curan sin apenas dolor y los síntomas (calor, hinchazón) desaparecen a los pocos días. La curación es mucho más rápida e incluso casos rebeldes de artrosis han mejorado espectacularmente al cabo de tres meses de tratamiento.

Magnesio

Al igual que en el caso del selenio, el uso de fertilizantes para acelerar la maduración de las cosechas deja al suelo pobre en minerales, incluido el magnesio.

El cuerpo humano llega a tener unos veinticinco gramos de magnesio, la mayor parte de él concentrada en los huesos, más como un elemento de reserva que para una función diaria. Junto al calcio y al potasio mantiene el equilibrio celular, lo que ya deja clara su utilidad. Sin su presencia, se producen síntomas diversos comunes a la carencia de los otros dos minerales, entre los cuales están: debilidad muscular, espasmos y calambres musculares, retraso en la consolidación de fracturas y dificultad en la formación del colágeno y tejido conjuntivo. Cualquier proceso articular y muscular alterado mejorará grandemente si le ayudamos con suplementos de magnesio, unido quizá al calcio en la proporción de dos partes de calcio y una de magnesio. Existen preparados comerciales de muy diversa índole y en forma aislada es mejor tomarlo en forma de aspartato magnésico, ya que el cloruro de magnesio no es bien tolerado por muchas personas, especialmente por aquellas que padecen gastritis.

Hierbas

Hay multitud de plantas que se pueden utilizar con mayor o menor éxito en estas enfermedades y van desde la bardana, el romero y la zarzaparrilla, hasta la corteza de sauce, de chopo y del álamo. El diente de león y el harpagofito parecen ser, sin embargo, las más activas, lo mismo que las infiltraciones de extracto de muérdago.

Remedios físicos

Aunque no suelen ser incluidos en una terapia que hable de la alimentación, no queda más remedio que mencionarlos en este tipo de inflamaciones, ya que son el complemento imprescindible para su curación.

El primer remedio es la movilidad; sin ella no hay curación posible a corto plazo y, además, las secuelas de la inmovilidad suelen ser irreversibles. La escayola, pues, debe prescribirse solamente para los casos graves, solamente cuando el paciente no colabore en su curación, y quitarla cuanto antes; después se sujetará la parte afectada con esparadrapo y vendas. También es útil abrir ventanillas en la escayola e introducir por ellas emplastos de arcilla caliente. Tanto si se está escayolado o no, la persona debe mover el resto del cuerpo hasta la aparición del dolor.

Localmente (en el supuesto de no poner escayola) se pueden aplicar compresas mezcladas de árnica, hipérico, consuelda y quizá hamamelis, siempre y cuando la piel esté intacta, ya que en caso contrario habría que eliminar el árnica y sustituirlo por milenrama. Las cataplasmas calientes de arcilla siguen siendo, sin lugar a dudas, el mejor remedio curativo y regenerativo de cualquier afección inflamatoria, y se han llegado a contar casos en que se habían curado articulaciones anquilosadas a causa del reumatismo o la inmovilización.

Tanto si se aplican cataplasmas como compresas, es importante recordar que después del calor hay que aplicar frío, bien sea con infusiones o simplemente agua, ya que de no hacerse así algunos procesos degenerativos quizá se agudicen. El calor produce una mayor vasodilatación, un mayor aporte sanguíneo en la membrana sinovial, mientras que el frío cierra y fija este proceso mediante la vasoconstricción.

Otro tratamiento complementario, e igualmente necesario, serían los estiramientos, ya que el dolor por un lado y la poca movilidad por otro hacen que los tendones y ligamentos tiendan a retraerse, lo que disloca las articulaciones. Las tracciones de los tendones, así como de las articulaciones afectadas, deben realizarse lo más precozmente por personal competente. Se conocen dos maneras básicas para realizarlas, a saber: el movimiento natural de cada parte del cuerpo afectado, bien sea realizado por el enfermo o por su ayudante, o la gravitoterapia, la cual consiste en dejar que sea el propio peso del cuerpo el que obligue al estiramiento. Para ello, habrá que colocarse de manera tal que podamos permanecer en una posición bastante tiempo y dejar tranquilamente a nuestra articulación que se vaya colocando merced a la fuerza de gravedad. Lo primero que se consigue con la gravitoterapia es una separación del espacio intraarticular, lo que produce una formación inmediata de líquido sinovial, el cual contribuye a que no se vuelva a cerrar totalmente la articulación.

EL CÁNCER

Usted puede tener un excelente médico de cabecera, acudir periódicamente a él para que le solucione las enfermedades más comunes, pertenecer a una sociedad médica presidida por los mejores catedráticos de la región, realizarse al menos un chequeo anual, y vivir así confiado en que su salud está siendo cuidada. Cuanto más dinero tenga para gastárselo en controlar su salud, más tranquilo vivirá. Pero un día, incluso después de hacerse un completísimo chequeo en la más avanzada clínica, le da un infarto y muere.

Lo mismo se puede decir de las afecciones cancerosas. Ningún exhaustivo control médico le puede librar de verse preso de estas complicadas y mortíferas enfermedades. Lo triste del caso es que en demasiadas ocasiones el cáncer es inducido, reavivado o puesto de manifiesto precisamente por terapias o modos de vida inadecuados. Los medicamentos, también por supuesto los más caros, son muchas veces las causantes de provocar las enfermedades yatrogénicas y ocasionar una enfermedad grave para curar una leve.

Todo esto lo menciono para que nos demos cuenta que la salud no se compra con dinero, sino que se gana poco a poco, diariamente, y solamente siguiendo un modo de vida racional. Si usted es fumador, bebedor, no hace ejercicio y se atiborra de grasas animales, no dude que acabará irremediablemente enfermo, aunque se realice veinte chequeos al año. Y si es de los que piensan que "para cuatro días que vamos a vivir", adoptando esa posición filosófica para no privarse de nada (ni siquiera de lo que sabemos con certeza que es perjudicial), le recordaré que las enfermedades degenerativas comienzan a manifestarse hacia los cuarenta años y que es probable que pasen por lo menos treinta años más hasta que la vida se le acabe. Si es su deseo de la gente pasarse treinta años de su vida con dolores y viendo la muerte rondar, ¡qué le vamos a hacer!

El cáncer es una enfermedad degenerativa que crece de forma independiente al resto de los tejidos, mucho más deprisa que las células normales (es por eso que el sistema inmunitario no puede combatirlo), y que llega a tener un metabolismo y hasta una vida independiente. Parece ser que saca la energía para vivir a través de un proceso fermentativo con producción de ácido láctico y se reproduce sin necesidad de oxígeno. En lugar de quemar la glucosa, la fermenta.

Otras características de las células cancerosas es su sensibilidad al calor, ya que apenas soportan los 39°, motivo por el cual nunca deberíamos combatir un estado febril de mediana intensidad.

Al reproducirse estas células en un medio anaerobio, cualquier enfermedad que nos haga disminuir nuestra absorción de oxígeno favorecerá su reproducción. Así mismo, un sistema nervioso alterado contribuye a su reproducción.

Una disminución de los fermentos digestivos proteolíticos (estos fermentos se agotan con una alimentación rica en carnes y grasas), una baja concentración de magnesio (las supercosechas son pobres en este mineral), una velocidad de sedimentación alta y, en fin, una disminución de nuestro sistema defensivo, aceleran todo el proceso canceroso. La sangre con un Ph alcalino alto también favorece su crecimiento.

Para que un tumor se pueda combatir con éxito no tiene que medir más de un centímetro cúbico, ya que en estos casos nuestro sistema defensivo (linfocitos, macrófagos, etc.) puede formar una barrera de ácido hialurónico e impedir que se reproduzca.

El tratamiento dietético para esta enfermedad es muy amplio y, aunque en procesos muy avanzados no se puede lograr la curación, al menos se prolonga la vida del enfermo y el estado general mejora grandemente. Por desgracia, todavía hay mucha gente que no tiene en cuenta la importancia de la dieta en estas enfermedades y por eso es normal ver a un enfermo aquejado de cáncer ser alimentado igual que un bronquítico o un diabético.

El ayuno

Se utiliza con la pretensión de que el tumor no reciba los elementos nutritivos que le son vitales (especialmente proteínas y vitamina B12), y se autodigiera a sí mismo. Lo que ocurre con demasiada frecuencia es que el enfermo cae en un estado de desnutrición tan agudo que sus mermadas defensas no tienen poder alguno. Una semidieta es más recomendable.

Alimentos antitumorales

Se debe realizar una alimentación vegetariana, con una frecuencia de cinco pequeñas comidas al día. Diariamente se debe ingerir una ensalada de remolacha roja, apio y zanahoria, con el fin de asegurar el aporte extra de carotenos, flavonoides y demás pigmentos que favorecen la respiración celular e impiden la oxidación. El mijo, la melaza y productos lácteos acidificados (yogur o enriquecidos con ácido láctico-dextrogiro L) son también de una importancia vital.

Hay que suprimir totalmente de nuestra alimentación las carnes de mamíferos, los huevos y el exceso de proteínas. Los cereales integrales deben constituir la base de la alimentación diaria de estos enfermos, ya que, además de aportarle la mayoría de los principios nutritivos necesarios, le suministran una serie de elementos anticancerígenos vitales.

Las hierbas curativas

Muchas son las hierbas que se han probado con más o menos éxito en el tratamiento contra el cáncer y el fracaso de algunas de reconocida valía se ha debido más que nada a lo tardío de su aplicación. La mayoría de la gente acude a la medicina natural como un último recurso para su mortal enfermedad, después de haberlo intentado durante muchos meses con la medicina oficial.

En estos casos el mal está demasiado avanzado como para curar a un enfermo, aunque sí mejorará su estado general y quizá le prolongue sus expectativas de vida.

La hierba por excelencia es el muérdago, sobre todo su extracto, el cual es utilizado con éxito en numerosos países de habla hispana. También se suele utilizar inyectado *in situ,* en unión a oligoelementos como el mercurio, plata y cobre, aunque solamente administrado por un especialista. El muérdago, por tanto, mejor en infusión y vigilando la tensión arterial, ya que posee efecto hipotensor.

La *Petasite Officinalis,* conocida como sombrerera, es útil para anular las convulsiones y calmar los dolores, actuando también como anticancerígena, sobre todo cuando se está declarando una metástasis después de una operación. La consuelda es también un excelente calmante de los dolores, sobre todo en el cáncer de estómago e intestino, así como la echinácea y la celedonia.

La cola de caballo, por su riqueza en ácido silícico, también habrá que utilizarla.

Suplementos dietéticos

La lecitina es muy importante para activar los procesos de eliminación grasa, en especial la colesterina, lo mismo que el polen, del cual no se conoce su acción específica pero mejora el estado general del paciente.

Respecto a los minerales y oligoelementos la lista es muy amplia y en primer lugar tenemos al selenio, de muy reciente aplicación incluso en la medicina oficial, como lo demuestran las experiencias que se han realizado en la Universidad de California. Los análisis de sangre de todos los cancerosos arrojaban unas cifras muy bajas de selenio, especialmente las mujeres, y la administración de selenio, unido a levaduras, inhibía o retrasaba la formación del tumor, llegando a curarse un 50 por 100 de los enfermos aquejados de cáncer de colon.

El magnesio, administrado en unión a aspartatos o en forma natural (almendras, cereales integrales), es también de aplicación obligada, salvo que se tenga la mucosa intestinal dañada.

El calcio es otro elemento necesario, ya que posee una acción antialérgica y la mayoría de estos enfermos reacciona de forma alergizante frente a las toxinas generadas por el tumor. Los anticuerpos reaccionan mal frente a estas toxinas y generan anticuerpos.

Los antioxidantes evitan la formación de radicales libres en las células sanas y, por tanto, conservan nuestra capacidad defensiva. Entre los principales están: la vitamina A y los carotenos, las vitaminas E, C, B1, B6, el ácido pantoténico, el ácido paraaminobenzoico (PABA), el cinc y los aminoácidos ricos en sulfuro. Todos estos compuestos suelen ir unidos a la alimentación natural y, por tanto, no se hace imprescindible su administración, aunque también se pueden utilizar en forma de pastillas, cuando la gravedad así lo requiera.

Otras medidas, aunque ya no dietéticas, incluirían la administración de extracto de timo, el ejercicio físico (siempre que no produzca agotamiento), la visualización (el enfermo se imagina a su cuerpo curándose), la termoterapia (aumento artificial de temperatura), la autoinoculación de sangre, el ácido fórmico, etc. Todas ellas pueden ser utilizadas en casos extremos, siempre y cuando sea con el consentimiento del enfermo y nunca se agrave su estado general.

OBESIDAD

Es la enfermedad que más molesta, por más que no sea en si misma una enfermedad sino un factor de riesgo o una manifestación externa de algo que no va bien internamente. Lo cierto es que nadie quiere estar gordo y a quien diga que no le importan sus excesos habría que hacerle mirar en un espejo de feria, de esos que nos adelgazan en un momento, y preguntarle entonces cómo le gustaría ser en realidad.

Unos llevan su gordura con resignación, otros con pesadumbre, otros con soberbia y otros con un mal humor perpetuo. El sentido de lo bello es muy extraño y, a pesar de que a muchos hombres les gustan las mujeres obesas, cuando tienen delante de sus ojos a una joven esbelta y bien proporcionada, lo único que pueden hacer es mirar con ternura y cariño a su gorda esposa, pero casi nunca con admiración.

Tal es el deseo de la población por mantener obsesivamente su cuerpo dentro de unos cánones de belleza normales que son capaces de recurrir a las torturas dietéticas más espantosas, a los tratamientos cutáneos más inverosímiles o a los ejercicios más extenuadores, antes que seguir viéndose obesos.

Lo que primero hacen las personas gordas es dejar de comer y esto se debe a que sigue vigente la teoría de que el problema de la obesidad consiste en que consumimos más calorías de las que podríamos quemar, y sin más el secreto de la esbeltez está ahí, en dejar de comer. Las consecuencias, por desgracia, se pagan a largo plazo y la persona entonces enferma nunca achacará a su régimen de hace años la causa de sus nuevas enfermedades. La desnutrición, tanto en elementos vitamínicos como, lo más importante, elementos calóricos, motiva el que su cuerpo autodigiera todo lo que necesita con tal de asegurarse su ración calórica, ya que sin calorías no hay vida. La falta de caloría, por tanto, no contribuirá a mejorar su salud, aunque la persona en cuestión note que comienza a perder kilos. Esta pérdida está producida por la desnutrición, no por el consumo de grasas acumuladas durante largo tiempo.

Es difícil convencer a las gentes de cuáles son las verdaderas causas de su gordura, pues la pauta que se sigue actualmente es muy similar: hay que realizar primero una prueba del metabolismo basal para averiguar cuál es el número de calorías óptimas de esa persona. Después, averiguar si existen factores hormonales o psíquicos que estén alterados y, para finalizar, instaurar un régimen de nunca más de dos mil calorías diarias, realizar algo de ejercicio (no importa cuál) y tomar suplementos vitamínicos para cubrir deficiencias.

Las personas siguen fielmente estos consejos, adelgazan mucho las primeras semanas, sufren bastante al no poder comer lo que su cuerpo les demanda, fuman por aquello de que fumar adelgaza, pero su piel no parece entender sus buenas intenciones y se vuelve gris, marchita y con incipientes arrugas, sus pechos se caen y, por si fuera poco, no se encuentran más fuertes y alegres que antes. Al cabo de unos meses, y cuando ya ha conseguido perder cinco, diez o hasta veinte hilos, una especie de síndrome de abstinencia les invade y comienzan a permitirse pequeños "caprichos". El obeso se dice a si mismo que no puede pasarse toda la vida privándose de todo y al que le indica que está comenzando a engordar le dice aquello de "para cuatro días que vamos a vivir..."

Y es que el problema de la obesidad está mal entendido. No es el exceso de calorías lo que provoca la enfermedad, sino el exceso de calorías de combustión lenta y difícil, como es el caso de las grasas animales.

Los hidratos de carbono complejos, como pueden ser las patatas o los cereales integrales, son un alimento energético de primera magnitud, aportan suficientes calorías para permitirnos realizar nuestros quehaceres cotidianos y, sin embargo, no engorda; como tampoco engorda el pan integral, los dulces integrales (repito, los dulces) ni los platos de espaguetis.

Un hidrato de carbono que proporcione cuatrocientas calorías, por ejemplo, no es lo mismo que una grasa que proporcione las mismas calorías, aunque todavía haya quien hable simplemente de calorías, sin distinción. Las calorías de los hidratos de carbono integrales, y algo menos los refinados, son de combustión rápida, apenas dos horas, fácil

159

(basta pasear o moverse ligeramente en casa) de combustionar y su metabolización no deja apenas residuos, por tanto no producen las llamadas enfermedades degenerativas. La creencia de que su exceso se transforma en grasa no es cierta y el único problema es cuando mezclamos un hidrato de carbono con una grasa, como es el caso de comer un filete con patatas, ya que entonces las grasas saturadas dificultan la combustión casi espontánea del hidrato de carbono y éstos terminan por integrarse con la grasa, depositándose al final en el tejido receptivo adiposo, en espera de poder ser utilizado.

Hay un ejemplo sencillo, quizá burdo, que suelo poner para explicar esta conclusión y es éste: trate de quemar en dos fuegos iguales un kilo de azúcar moreno y un kilo de sebo de cerdo. El primero es un hidrato de carbono y el segundo un claro ejemplo de grasa saturada. Mientras que el azúcar se combustiona enseguida, fácilmente, produce una fuerte llamarada y apenas deja residuos al acabar, el sebo no encuentra la misma facilidad para ello. Su combustión tarda en comenzar, no produce llamaradas grandes, genera una humareda enorme y, al final, quedan unos residuos negros de mal aspecto. La diferencia entre los dos elementos productores de calorías es notoria. Pues bien, en nuestro organismo las cosas no ocurren de modo distinto, pues para poder quemar y utilizar las grasas de procedencia animal se necesita esfuerzo, tiempo y dolor, mientras que para los hidratos de carbono la cuestión es más sencilla.

El asunto debe quedar bien claro: no se debe hablar nunca genéricamente de calorías, ya que su procedencia las hace enormemente diferentes. No son los hidratos de carbono los causantes de la obesidad sino las grasas animales. No hay que bajar de peso disminuyendo las calorías, ya que esto produce multitud de enfermedades, y no hay que limitarse a consumir filetes a la plancha y pescados como medio de bajar de peso. La carne de mamífero, aunque esté a la plancha, frita, guisada o en forma de hamburguesa, es la causante de la obesidad. El pan, los espaguetis y los cereales son inocentes en este asunto y con su prohibición se está haciendo demasiado daño. El resto de las recomendaciones, como son la de no tomar sal, beber poca agua, hacer gimnasia extenuante, tomar saunas, beber suplementos de proteínas o tomar diuréticos y anorexígenos, son solamente el producto de una falta de conocimientos reales sobre el motivo de la obesidad. Recuerden que en la época de la posguerra en España no había obesos ni diabéticos, y sin embargo las legumbres, el pan moreno y el pan de higo eran la base de nuestra alimentación. Cuando comenzaron a refinar el pan y aumentó el consumo de carne, las gorduras hicieron acto de presencia.

El modo de adelgazar racionalmente, ganando al mismo tiempo salud y fortaleza, y conseguir quitarnos algunos años y arrugas es sencillo:

1. Beber al menos dos litros de agua por día.
2. No beber en absoluto alcohol ni fumar.
3. Desayunar *muesli* con leche descremada, nunca leche entera con galletas, o suplirlo con un vaso de zumo de limón, que podremos edulcorar con fructosa o azúcar moreno. No olvidar introducir en el zumo la fibra blanca residual, ya que así la absorción será mejor y corregiremos el estreñimiento.
4. Suprimir totalmente de la alimentación la carne de cerdo y la de mamíferos mientras dura el proceso de adelgazamiento. Repito: tomarlas a la plancha no elimina las grasas saturadas que contienen.
5. No mezclar habitualmente hidratos de carbono con grasas en la misma comida.
6. Con respecto a la carne de pollo o gallina, las cuales no están expresamente prohibidas, hay que tomar la precaución de eliminar la piel y la grasa saturada que está debajo, rica en hormonas femeninas.
7. Se pueden comer pescados de todas clases, incluidos los azules, pero, al igual que con las carnes de pollo, hay que cocinarlos al vapor o al horno.
8. Comer indiscriminadamente toda clase de frutas y verduras, salvo las flatulentas (coles de Bruselas, repollo, lombarda, etc.)
9. Aliñar las ensaladas con vinagre de manzana, aceite de girasol y sal marina sin refinar. Se puede utilizar también sal yodada.

10. Se pueden consumir dulces con moderación pero realizados en casa, pues los que venden en las pastelerías suelen contener sebo de cerdo. ¡Ojo: mirar las fórmulas de los alimentos preparados!
11. Se puede beber té, café o tisanas de hierbas.
12. La sacarina prohibida, ya que hay riesgo de peligrosos efectos secundarios. Mejor cambiarla por fructosa.
13. No tomar saunas como método de adelgazar, ya que es inútil y peligroso cuando se realizan dietas.
14. Realizar ejercicios tres veces a la semana pero moderado. El ejercicio agotador termina por minar la salud y nos obliga a comer más de lo necesario.
15. Se pueden beber con libertad zumos de zanahoria, pomelo, naranja y uva, esta última cuando notemos falta de fuerzas.
16. Como suplementos dietéticos se pueden consumir germen de trigo, a causa de su riqueza en vitamina E, polen de abejas, lecitina y algas marinas.

Respecto a las hierbas, se pueden hacer tisanas de una o varias de éstas: fucus, salvia, malva, romero, tomillo, albahaca, hinojo y té sinnensis. Cualquiera de ellas, o la mezcla de varias, ayudará al proceso depurativo de nuestro organismo.

Cuando la obesidad esté muy localizada, se pueden dar masajes con algunas de las hierbas siguientes:

Aceite de ciprés, de enebro o de geranio, aceite de verbena o de pino, así como realizar baños de pies y manos con hinojo, malva y hojas de ortiga.

La carencia de algunos minerales, como son el yodo, calcio, cromo y el magnesio, también es causa frecuente de obesidades rebeldes. Debemos por tanto tenerlo presente para no acusar una carencia de ellos en nuestra alimentación. Los complementos a base de zinc-niquel-cobalto, ayudan a mitigar el apetito de media mañana.

LAS INCOMPATIBILIDADES ALIMENTARIAS

La sabiduría popular desde siempre ha sabido mezclar adecuadamente los alimentos y cuanto más primitivo es un pueblo con mejor acierto realiza sus mezclas en la alimentación. Solamente la entrada de una "ciencia" llamada gastronomía, en la cual lo más importante es el sabor y el aspecto externo de los alimentos, ha motivado que las gentes occidentales modernas no sepan ya con certeza qué es lo bueno y lo malo.

Hoy en día, cuando queremos comer bien acudimos a un restaurante de lujo dirigido por un reconocido chef y allí, entre ceremonias y camareros de aspecto impecable, nos ofrecen suculentos cochinillos asados, pato a la naranja o langosta en salsa roja, sin olvidar un espléndido postre rematado por café, copa y puro. Al final, cuando llega la sobremesa, la gente dice plenamente convencida: "¡Qué bien hemos comido!" Si su alimentación ha sido equilibrada en componentes nutritivos, si ciertos alimentos van a fermentar al mezclarse entre sí o si la unión de varios van aumentar las cifras de ácido úrico o colesterol, no importa. Lo importante es "comer bien" y si después nos sentimos mal acudimos al médico, que nos administrará una mágica y cómoda píldora que nos devolverá en pocas horas la salud perdida.

Cuánto nos alegraría que la misma fama que hoy día tienen los dueños de algunos restaurantes de lujo la tuvieran las personas que estudian y se preocupan de la ciencia de la nutrición correcta, la cual, por supuesto, no tiene nada que envidiar en sabor, color y olor al resto.

Difícil digestión

De todos es sabido que la digestión comienza en la boca y que los dientes desgarrando, triturando y desmenuzando los alimentos los dejan en condiciones idóneas para que los jugos gástricos realicen su misión, no sin antes haberse mezclado con la saliva. Este líquido, aparentemente estéril, contiene un fermento llamado ptialina salivar que se encarga de atacar y mejorar la digestión de los hidratos de carbono, pero solamente si no hay presencia de ácidos al mismo tiempo. Mezclar, por tanto, carbohidratos con ácidos daría lugar a que no se realizara una digestión completa de los polisacáridos, ya que en el estómago no existe ningún fermento que pueda iniciar su digestión, dando lugar a que los alimentos pasen al intestino delgado prácticamente sin modificarse. La mayor temperatura del intestino delgado, a lo que habría que sumar la gran humedad, da lugar a fenómenos de fermentación y la secuela de gases, aerofagia y eructos. Por si esto fuera poco, la energía que los hidratos de carbono proporcionan no se efectúa, ya que al ser su combustión incompleta se pierden parte de las calorías utilizables.

Al contrario que en el grupo de alimentos anteriores, las proteínas se digieren mejor en un medio ácido, ya que el fermento que las digiere, la pepsina, necesita un medio así para actuar. Mezclar, por tanto, en la misma comida, y mucho más si lo hacemos en el mismo plato (como por ejemplo, patatas con carne), hidratos de carbono con proteínas, darán lugar a una digestión francamente dificultosa. Si al final tomamos queso y un zumo de naranja el problema se agravará. Otros platos típicos de dudosa compatibilidad son la fabada asturiana y los espaguetis con chorizo.

La mayoría de las frutas antes de madurar son ácidas, y una vez que se realiza su proceso de maduración se caramelizan, como es el caso de los plátanos, las manzanas, las uvas o los melones. Si la maduración no se detiene su conversión en glucosa es aún mayor y amplias zonas toman un color marrón, lo cual, sin ser perjudicial para la salud, motiva que las personas desechen la fruta.

Los frutos secos al madurar acumulan sustancias muy ricas en aceites y los cítricos se tornan cada vez más ácidos, siendo éste el motivo por el cual no se deben mezclar con productos de pastelería, ya que al combinarse los aceites con el azúcar se producen fermentaciones alcohólicas, pudiendo dar lugar a alteraciones hepáticas e incluso síntomas similares a la embriaguez. Mezclar estos alimentos en niños puede suponer, por tanto, un serio peligro.

Otros fenómenos de fermentación se dan al mezclar las frutas ácidas con alimentos feculentos, lo que provoca un vaciamiento de los intestinos muy lento y retardado, ya que la acidez impide la transformación de las féculas en azúcares. Las frutas ácidas, así mismo, tampoco se pueden mezclar con las dulces (ojo, pues, con las macedonias), ya que su conversión en glucosa se realiza muy mal, pudiendo dar lugar a productos tóxicos en la metabolización. La única mezcla de frutas ácidas con otros alimentos es con los frutos secos. Una combinación altamente nociva sería mezclarlas con féculas o almidones, como sería el caso de tomarlas con pan, galletas, cereales, patatas, etc, aunque ya nuestro sentido común parece que nos hace rechazar estas mezclas y nos empuja a mezclarlas con miel, requesón, queso fresco, yema de huevo e incluso nata.

Las frutas dulces, como las peras, mandarinas, melocotones, uvas, etc., combinan muy bien con los cereales, las féculas, el yogur, los plátanos y la miel, pero bastante mal con las verduras, pudiendo dar lugar a fenómenos serios de intolerancia y putrefacciones que podrían volver loco a más de un médico en su intento de averiguar el porqué de los males digestivos de su paciente. El motivo está en que las sales minerales de las verduras no se fusionan con las de las frutas, lo que ocasiona una detención en la digestión, provocando un estancamiento que por fuerza tiene que generar fermentaciones y la secuela de síntomas, tales como: dolores de cabeza, gases, mala circulación en las piernas o las manos, colitis y enterocolitis, cansancio agudo después de comer, e incluso degenerar en úlceras, apendicitis u otros trastornos más serios si cabe. Solamente el limón puede ser compatible con las verduras.

Otra incompatibilidad de interés sería el consumo de frutas pasas (uvas, dátiles, ciruelas o higos) con la falta de ejercicio, ya que su azúcar concentrado necesita quemarse y, si la persona reposa en lugar de moverse, se produce óxido de carbono que intoxica el sistema neuromuscular. Tampoco hay que mezclarlas con leche o aceites.

La miel combina mal con la mantequilla, los plátanos con los frutos secos, las mermeladas con la mantequilla y la horchata con los dulces.

Le leche combina moderadamente con casi todos los alimentos, así como la yema de huevo, los aceites, tomates y uvas dulces. La cerveza solamente con las féculas, y los vinos secos con las proteínas. El whisky y la ginebra con las féculas y proteínas, y el jugo de tomate embotellado con las proteínas.

No es recomendable comer los siguientes alimentos salvo que se haga sin mezclarlos con ningún otro:
Cereales refinados, legumbres secas, castañas, tapioca, azúcar blanco, mermeladas, mayonesas, sopas, pimienta, mostaza, conservas, clara de huevo cruda y fruta en conserva.

ALGUNOS ALIMENTOS DE ESPECIAL INTERÉS

LA CARNE DE CERDO

Mírenle cómo se revuelca por el barro, cómo ingiere todo lo que está a su alcance, cómo huele y qué poco agraciado es su aspecto. Sin embargo, su carne está considerada como extremadamente apetitosa y los derivados que se elaboran con el lomo o la pierna constituyen manjar exquisito para las gentes. Nadie se acuerda ya de la imagen que tiene cuando está vivo y se ponen a aplaudir cuando alguien les invita a degustar una "matanza". El cerdo, pues de él estamos hablando, es el animal cuyo consumo masivo está causando la mayoría de las enfermedades por nutrición y del cual se aprovecha todo, incluida su piel. Solamente un pueblo, una religión, a quienes los occidentales no tenemos en cuenta, prohíben muy acertadamente el consumo de carne de cerdo, no tanto por una cuestión de divinidades, sino por cuestión de salud. Los mahometanos suelen cumplir a rajatabla su ley y nadie se atrevería a invitarles a un suculento bocadillo de jamón, so pena de caer en desgracia.

Por supuesto no fue Mahoma el único que se dio cuenta del peligro de comer esta carne, sino que ya en nuestro siglo muchas personas denunciaron las numerosas enfermedades que su consumo producía y entre ellos tenemos a Hitler, quien para convencerse de su toxicidad alimentó durante algunos meses a sus prisioneros solamente con

171

carne de cerdo. A las pocas semanas, la salud de estos prisioneros se deterioró tanto que algunos de ellos llegaron a morir, no sin antes padecer cólicos biliares, apendicitis, gastroenteritis y numerosos eccemas y furunculosis.

Numerosas pruebas y experimentos se han realizado desde que la carne de cerdo se consume de forma masiva, en un intento de poder demostrar las autoridades sanitarias que no es nociva. Los resultados, desgraciadamente, no han podido ser publicados, ya que esto supondría la quiebra de las industrias involucradas, pero algunas de las conclusiones sí han llegado a nuestras manos.
Existen grandes diferencias entre comer "la matanza", la carne cocida, el sebo o la carne frita, como también existen diferencias entre que los productos del cerdo sean consumidos por ancianos, jóvenes o enfermos. Los ancianos, por ejemplo, suelen acusar con frecuencia tumores en el estómago, el esófago o el intestino, así como artritis y artrosis, y las mujeres leucorrea. Todas estas enfermedades están en relación directa al consumo de carne de cerdo. Los enfermos recién operados alimentados con carne de cerdo (y no olvidemos que en los hospitales se suministra este alimento indiscriminadamente), padecen un retardo en la cicatrización de sus heridas y las fístulas son rebeldes a la curación total.

Al contrario que con otros alimentos perjudiciales, el organismo se defiende mal de las toxinas del

172

cerdo y sus resultados se pueden manifestar en pocos días, dando lugar a diversas alteraciones cutáneas (sarpullidos, granitos, acné, etc.) Otros efectos secundarios inmediatos de la carne de cerdo son la obesidad (se pueden ganar fácilmente tres kilos por mes), las hemorragias nasales y el cansancio crónico. La hipertensión suele ser frecuente después de comer cerdo, conclusión ésta fácil de comprobar.

Los médicos reconocen la existencia de ciertas toxinas producidas por la carne de cerdo y suelen recomendar ahora a las embarazadas que se abstengan en lo posible de consumirla, ya que el riesgo de contraer botulismo o toxoplasmosis es alto y la salud de ella, y aún más la de su futuro hijo, están en juego.

Por desgracia, esta prohibición no suele surtir efecto y la embarazada piensa que por el solo hecho de freír o someter al calor a la carne ya puede consumirla y que por supuesto la carne cocida no es perjudicial.

Las toxinas del cerdo, sin embargo, no son tan fáciles de eliminar mediante estos procedimientos, hasta el punto de pretender que el jamón york es un alimento saludable. Podríamos considerarle menos dañino, pero puede contener igualmente homotoxinas y sutoxinas, además de una serie de sustancias que más adelante detallaremos.

Se ha repetido en numerosas ocasiones que el ser humano puede comer sin riesgos las grasas insaturadas presentes en los vegetales, pero que debe ser parco en el consumo de las saturadas, en

173

las cuales es tremendamente rico el cerdo, sobre todo en esa grasa por excelencia llamada sebo. Es tan difícil pensar que el intestino humano pueda digerir un trozo de sebo con éxito, que aún no sabemos con certeza qué es lo que ocurre en el interior de un consumidor habitual de jamón serrano. Este exquisito alimento, muy sabroso, selecto, carísimo, está también plagado de grasas saturadas, colesterol, histamina, mucopolisacáridos y demás "delicias" alimentarias.

El cerdo es un animal muy diferente a los demás mamíferos y a su propiedad de ingerir venenos, que a él mismo no le perjudican, hay que añadir que es capaz de acumular grasas en cualquier parte de su cuerpo, como de hecho ocurre. Por eso cualquier parte que nos comamos de él será igualmente rica en grasas sólidas, y de nada nos valdrá freírla sin aceite, cocerla o asarla. Esta grasa de elevado peso molecular se depositará rápidamente en cualquier lugar receptivo de nuestro organismo, primero a causa de la acción de la gravedad y después por su extremada viscosidad que le confiere propiedades adherentes extraordinarias. No olvidemos que se la utiliza con frecuencia como lubricante a causa de su capacidad de pegarse a cualquier objeto, sea vegetal o metálico, y con mucha más facilidad lo hará en los tejidos corporales.

La riqueza en mucopolisacáridos de la carne de cerdo trae, en primer lugar, las consecuencias de tipo estético que todos conocemos, en el sentido de que aun encontrándonos dentro del peso establecido como normal acusaremos zonas de nuestro cuerpo engrosadas. Tal es el caso de la papada, el tríceps del brazo voluminoso y fofo, los michelines y las celulitis de nalgas y muslos. El peso de las grasas del cerdo hace que desciendan por gravedad y se depositen en lugares adecuados. Posteriormente, y si el consumo continúa, se deposita en el tejido conjuntivo de los cartílagos, tendones, discos vertebrales, los cuales se ablandan y dejan de tener la resistencia que les caracteriza. A nadie se le podría ocurrir, por tanto, atribuir al consumo de carne de cerdo un menisco desgastado o una hernia de disco, por más que la causa y el origen pueden estar en ello.

¿Quién no recuerda los bocadillos de pan con tocino que se consumían después de la guerra civil o las apetitosas fabadas asturianas, de las cuales se dice que tardamos más de tres días en digerir? El pueblo español ha sido, y aún es, un consumidor por excelencia de carne de cerdo y lo que aún le faltaba es la entrada de las costumbres americanas con sus hamburguesas y perritos calientes. Cualquier análisis de una hamburguesa daría una gran cantidad de colesterina (la cual aumenta la proliferación de las células cancerosas), hormona del crecimiento y benzopirenos, sustancias cancerígenas presentes en los alimentos ahumados, como es el caso de algunas salchichas de Francfort. La unión de estos componentes a las grasas saturadas y otra serie de componentes cuya acción aún no está demostrada, dan como resultado un alimento altamente perjudicial para la salud.

También parece existir relación entre epidemias gripales y consumo de carne de cerdo, ya que el virus gripal suele vivir en los pulmones del cerdo en franca actividad, hasta que encuentra otro receptor igualmente idóneo como es el hombre. Este virus es capaz de sobrevivir incluso al curado, ahumado y procesado de los derivados, como es el caso de los embutidos, y llegar a nuestro organismo atenuado en su virulencia, pero capaz aún de propagar la gripe y un sinfín de enfermedades con fondo alérgico. El contenido en histamina e imidazólicos agudizaría aún más estas enfermedades.

En nuestro país, la carne de cerdo es la que más aceptación tiene, no tanto por su bajo costo (ya que el pollo es aún más barato), sino por su peculiar sabor, llegándose a encontrar establecimientos dedicados exclusivamente a los productos del cerdo, finamente presentados y con toda clase de lujos. Si a estas llamadas publicitarias añadimos que las autoridades sanitarias no divulguen su peligrosidad, que se recomiende el jamón york como alimento sano especial para enfermos y que en los hospitales se sirva carne de cerdo indiscriminadamente o mezclada en sopas o paellas, nos encontramos con un caso más de la falta de sentido común de la medicina oficial, la cual sigue considerando a los alimentos por sus propiedades nutritivas, exclusivamente. Si es perjudicial a corto o largo plazo no parece ser digno de tener en cuenta.

EL HUEVO DE GALLINA

Protegido por una cáscara rica en calcio se encuentra el embrión de la futura ave, constituyendo por este motivo un complejo nutriente casi total, ya que posee todo lo que representa una vida, de igual manera que ocurre con las semillas.

Su peso medio suele ser de 50 gramos, de los cuales un 12 por 100 corresponde a la cáscara, un 33 por 100 a la yema y el resto a la clara. Las proteínas se encuentran en una proporción del 14 por 100, repartidas de manera similar entre la clara y la yema, conteniendo la clara ovoalbúmina y la yema ovovitelina (proteína fosforada.) Una tercera proteína, la avidina, se manifiesta como antagonista de la biotina (vitamina H) cuando se ingiere cruda, dando lugar a carencias serias de dicha vitamina al provocar con su unión una sustancia no absorbible. Aquellas personas que tienen por costumbre tomar los huevos crudos, en la creencia de que así son más nutritivos, acusarán más fácilmente una deficiencia vitamínica, además de no poder aprovechar las proteínas del huevo, ya que necesitan la acción del calor para coagularse y así poder ser asimiladas.

Los lípidos están concentrados preferentemente en la yema y constituyen el 12 por 100 del total, siendo muy rica en lecitina (grasa poliinsaturada fosforada) y una pequeña cantidad de colesterol. El resto, hasta completar el 33 por 100 de su peso en relación con la totalidad del huevo, está compuesto de albúminas, lípidos nitrogenados, fosforados, hierro, potasio, azufre, fósforo, vitaminas liposolubles A y D, así como cantidades importantes de B1 y B2.

La clara está compuesta básicamente de albúmina y representa el 55 por 100 del peso total del huevo, siendo su proteína de alta calidad biológica al contener todos los aminoácidos esenciales; el único requisito para aprovecharla es calentarla o batirla a punto de nieve. También contiene cantidades importantes de sodio.

La pretendida intolerancia al huevo no lo es tanto, ya que el problema está más en su preparación culinaria que en su digestibilidad. El primer factor para que el huevo se tolere bien es su frescura, la cual nunca debe de ser superior a quince días en verano y tres semanas en invierno. Los de calidad más baja se pueden utilizar para reposterías o entremeses.

El otro factor es la forma de cocción, ya que si los hacemos fritos tardaremos más de tres horas en poder digerirlos, dos horas y tres cuartos si los tomamos duros, dos horas y media si son revueltos y apenas dos horas si los consumimos pasados por agua. El tiempo de cocción para esta última modalidad no debe exceder de tres minutos. Si lo mezclamos con harinas, la digestibilidad no constituye entonces ningún problema.

Para averiguar la frescura de un huevo, la manera más sencilla es verlo al trasluz, debiendo verse la yema en perfecto estado. Otra manera es sumergirlo en agua salada y comprobar si se hunde. Si es así, hay que desecharlo, ya que lo correcto es que flote horizontalmente.

Como elemento nutritivo es un alimento sumamente interesante, pues iguala a la carne, a la leche y supera al queso. Su alto valor biológico proteico le hace idóneo para ser consumido por personas que no quieran comer carne pero que quieran cubrir sus necesidades de proteínas diarias. Aunque es muy pobre en calcio y éste se encuentra en una franca desproporción con respecto al fósforo, podemos aprovechar las virtudes de la cáscara si la ponemos a cocer cuando hagamos sopas o potajes. A los pocos minutos parte del calcio se diluye y pasa a formar parte del líquido. Otra manera sería triturar finamente la cáscara, la cual contiene también carbonato magnésico, y mezclarla con los alimentos. Un solo huevo, pasado por agua y utilizada también su cáscara, nos asegurará nuestra ración diaria de calcio, fósforo y proteínas.

Su consumo es apto para todo el mundo y solamente aquellas personas con problemas biliares deberán consumirlo con prudencia, ya que la presencia de bilis es imprescindible para absorber las grasas, aunque esta deficiencia se podría suplir con suplementos de lecitina o tomando alimentos ricos en pectina (manzanas, judías, etc.) Respecto a la necesidad de ser suprimidos por los hepáticos ya no está tan clara, ya que en la actualidad se prefiere que sea el propio enfermo quien lo decida y si piensa que no le va a hacer daño es mejor que los tome.

Quizá la única contraindicación sea el exceso de colesterol, ya que un solo huevo proporciona hasta 225 gramos de colesterol. Esta desventaja se convierte en ventaja cuando son consumidos por jóvenes, ya que el colesterol es imprescindible para la síntesis hormonal y proteger de las infecciones.

Cuando los consumamos hay que tener la precaución de no mezclarlos con ciertos alimentos que dificultarían aún más su digestibilidad, como son las legumbres, las nueces y las salsas. Se pueden mezclar sin problemas con frutas, leche, pescados, pollo y queso. La yema, sin embargo, combina perfectamente con cualquier alimento.

LA LECHE

Ha sido considerado el alimento más perfecto para el consumo humano, desbancando incluso al huevo, pero aunque esta valoración sea exagerada y provocada por el deseo de promocionar los productos de procedencia animal, lo cierto es que para muchas personas sigue siendo un alimento insustituible.

La leche es un alimento rico en proteínas de alto valor biológico, aunque no siempre utilizables por ciertos organismos, así como en vitamina D y una proporción muy correcta de calcio y fósforo, llegando a aportar en un cuarto de litro de leche hasta 125 mg de calcio.

Su administración parece ser necesaria en los niños para así asegurarles un crecimiento correcto del sistema óseo y de esta misma necesidad nace la apetencia de los niños hacia la leche, de igual manera que sus necesidades energéticas les provocan una apetencia voraz de dulces.

Cuando las necesidades corporales disminuyen, el organismo empieza a rechazar la leche y es frecuente que un adulto manifieste una intolerancia absoluta a la leche pura y deba mezclarla con otros alimentos o con café para poderla beber sin sentir náuseas. El motivo parece estar en la ausencia de una enzima llamada renina del aparato digestivo, la cual está presente en los niños y apenas en los adultos, así como en la intolerancia a la lactosa. Los adultos, por tanto, que no soporten la ingestión de un vaso de leche, sin añadidos, deberían hacer caso a su instinto y no insistir en tomarla, salvo transformada en otros alimentos o mezclada. Muy probablemente la naturaleza nos muestra el camino correcto, al suprimir la lactancia cuando el bebé debe comenzar a recibir una alimentación más variada. Por eso debemos considerar a la leche como un alimento adecuado para los niños y bastante menos para los adultos, salvo que se ingiera en forma de yogur, o quesos frescos.

La leche normal es muy rica en agua (88 por 100) y en el suero existen cantidades importantes de cloro, potasio, sodio, azufre y pequeñas proporciones de hierro. También contiene bacterias lácticas vivas, las cuales desdoblan la lactosa transformándola en ácido láctico. Mediante ebullición se pretende destruir solamente las posibles bacterias patógenas que contiene, causantes durante milenios de la tuberculosis, fiebre de malta o tifoideas. Quizá la misma naturaleza ha provocado estos inconvenientes para evitar su consumo, por más que el hombre ha insistido en beber algo que de entrada parece indicado solamente para ser consumido por las crías animales.

Para asegurarnos la ausencia total de bacterias patógenas se la somete a diversos procesos como son la pasteurización, la esterilización y la uperización, lo cual es suficiente para destruir todo organismo nocivo para la salud, aunque en este proceso también se destruyen elementos nutritivos muy importantes, como son las vitaminas del grupo B, así como también se produce una ligera caramelización de su azúcar, lo que motiva el ligero sabor a quemado que tienen.

Otras formas modificadas de la leche son la homogeneización, mediante la cual se rompen las partículas grasas que forman la nata y así aumenta su digestibilidad (admitiendo así que es bastante difícil digerir); la leche evaporada, la cual se ha deshidratado, acondicionado y esterilizado, así como la leche condensada, igualmente deshidratada pero con un contenido de azúcar no inferior al 15 por 100, suficiente para evitar la proliferación bacteriana, pero tremendamente indigesta y perjudicial para el consumo continuado (su grasa no está homogeneizada y el azúcar que incluye es el refinado.) Finalmente están la leche en polvo, prácticamente deshidratada, que se utiliza para largos almacenamientos, así como las descremadas, parcial o totalmente, las cuales son consumidas por aquellas personas que no quieren ingerir grasas de procedencia animal o que toleran mal la leche entera.

Otras maneras muy extendidas para consumir leche son el yogur (leche sometida a fermentación mediante la presencia de ciertas bacterias, lo que también elimina parte de los hidratos de carbono), el requesón y el kéfir, y sobre todo el queso, el cual se consigue coagulando la leche mediante el cuajo, lo que provoca un exudado líquido, llamado *lactoserum,* que es eliminado al secarse. Los restos del cuajo se absorben o se quedan en la superficie y es entonces cuando comienza a fermentar. Este proceso de secado elimina la mayor parte del agua, así como las vitaminas B, y PP y la práctica totalidad de los hidratos de carbono. La grasa y el contenido básico aumentan en la misma medida en que el queso se hace más duro, lo mismo que su digestibilidad, siendo muy alta para los frescos y muy lenta para los fundidos o prensados.

EL PAN

El pan que consumimos hoy día es un producto más de la estupidez de los hombres y el resultado de creer que solamente aquello que es blanco, pulido y refinado es apto para la alimentación. Del primitivo pan, aquel que la Biblia consideraba imprescindible, hasta el de hoy, va un abismo.

El pan procede del trigo, el cual posee un grano duro y de gusto algo desagradable, por lo que se hace necesario descascarillarlo, tostarlo y triturarlo, con el fin de lograr una harina, quizá tosca, pero perfectamente manipulable y nutritiva. Dado que esta harina no presentaba a la vista un aspecto muy atractivo, se pensó en eliminar aquel componente del trigo que la coloreaba, cuyo nombre hoy conocemos como salvado. Pero en lugar de tirarlo se utilizó con bastante éxito para alimentar al ganado, pero nadie se dio cuenta de que si era útil para garantizar la vida de los animales de igual modo debería serlo para los hombres.

Lo cierto es que ya en la antigua Grecia había dos clases de pan en función de su color: el blanco (privado del salvado) para los ricos, y el moreno (sin refinar) para los pobres. El hecho de que los pobres estuvieran más fuertes nunca fue significativo sino que fue considerado como parte de su inferioridad, ya que el hombre debía poseer solamente una mente ágil, lo del cuerpo no era importante.

La harina así extraída del trigo se fue refinando cada vez más, hasta que la introducción de los rodillos de acero la pulieron hasta tal punto que dejaron solamente aislado el endosperma del resto. Habían eliminado ya el germen y el salvado. El endosperma debería servir en principio para lograr un buen alimento, ya que contiene proteínas, grasas y por supuesto hidratos de carbono, pero al eliminar el resto de los componentes se le privó de la mayor parte de sus vitaminas y minerales, aumentando solamente la proporción de hidratos de carbono, lo que da lugar a una digestión más pesada, lenta, fácilmente fermentable y con tan poca cantidad de residuos celulósicos que el estreñimiento es cosa normal en los consumidores de pan.

El pan blanco común es el resultado de contener solamente el 70 por 100 de la harina integral y en este proceso las proteínas disminuyen un alto porcentaje, así como las vitaminas del grupo B y en especial la E contenida en el germen. Por supuesto, su fracción grasa insaturada queda reducida a la mitad.

Esta sería una lista comparativa entre la harina al 100 por 100 y al 70 por 100:

Harina integral 100%

Proteínas: 13,6
Grasas: 2,5
Fibra: 2,2
Vitamina B1: 0,4
Vitamina B2: 0,16
Vitamina PP: 1,5
Vitamina B6: 0,4
Calcio: 18,2
Magnesio: 54,3
Hierro: 2,5

185

Harina al 70%

Proteínas: 12,8
Grasas: 1,2
Fibra: 0
Vitamina B1: 0,08
Vitamina B2: 0,05
Vitamina PP: 0,07
Vitamina B6: 0,06
Calcio: 11,4
Magnesio: 16,4
Hierro: 1,43

Como se puede observar, las diferencias son notorias y aunque antiguamente se podía alegar que el pan integral se enranciaba con facilidad a causa del germen, hoy en día ya no es así y cualquier pan integral bien elaborado dura más tiempo útil que el blanco, pues solamente hay que evitar la humedad para que no se formen mohos a causa de ser un producto biológico y "vivo".

Tal es la riqueza nutritiva del pan integral que medio kilo nos proporcionan la mitad de las calorías necesarias al día (unas 1.500), casi la totalidad de las proteínas diarias (47 gramos), la mitad de las necesidades de calcio (250 mg), dos tercios del cinc diario (10 mg), suficiente cantidad de tiamina (vitamina B1), la mitad de la vitamina PP, un tercio de la B2 e igual cantidad de la B6. El refinado, sin embargo, origina igualmente la pérdida de una cantidad importante de hierro, lisina y, muy importante, los residuos necesarios para que su digestión se haga con normalidad, no se produzca acidez estomacal y no produzca estancamientos intestinales que ocasionen estreñimiento. Esto hace que las fibras del pan integral se han mostrado como un elemento perfectamente eficaz para la prevención del cáncer de estómago.

Pero hoy en día, y a pesar que las autoridades sanitarias reconocen las virtudes alimentarias del pan integral, se le sigue considerando un producto de segunda categoría (a pesar de su precio más alto) y sus consumidores no pasan de ser personas "raras" o mujeres que quieren adelgazar de manera fácil.

Finalmente, hay que señalar que un fraude habitual en nuestras panaderías es llamar pan integral a lo que solamente es pan blanco enriquecido con salvado, el cual lo colorea un poco. Pero si quieren algún día comer un buen pan integral compren uno de solvencia elaborado con harina integral y levadura integral. La diferencia en el sabor es tan enorme que seguramente nunca más querrán probar el bonito pan refinado de siempre.

EL YOGUR

Un estudio sobre la longevidad de los búlgaros llevó al profesor Metchnikoff a investigar una especie de leche agria, más compacta, que era consumida cotidianamente por los habitantes de Turquía y los Balcanes. Estas poblaciones nómadas ponían los recipientes de leche al sol o envueltos en mantas hasta que fermentaba, resultando un alimento muy superior a su estado natural, ya que a su mayor digestibilidad había que añadir su mayor riqueza en proteínas (3,5 por 100 en la leche y 5 por 100 en el yogur) y, en cambio, más pobre en grasas e hidratos de carbono.

Hoy en día es muy fácil fabricar yogur y para ello se utilizan cultivos bacterianos *(Streptococus Thermophilius),* los cuales descomponen la lactosa de la leche y forman ácido láctico, durando este proceso apenas veinticuatro horas.

El yogur contiene todas las virtudes de la leche, pero sin embargo es más saludable y fiable, ya que al hervir la leche y añadirle las bacterias fermentables se evita el crecimiento de cualquier germen nocivo.

Su utilidad terapéutica estará concentrada en todas aquellas personas que manifiesten intolerancia a la leche o a la lactosa, así como en personas que deban suprimir al máximo las grasas saturadas de su alimentación o que padezcan problemas de putrefacción intestinal y diarreas.

LA SOJA

Las primeras remesas de aceite de soja en nuestro país no fueron bien recibidas, ya que su menor precio con respecto al aceite de oliva motivó el que las amas de casa lo consideraran un producto inferior, apto solamente para aquellos que no tuvieran dinero para el aceite de oliva. Por otro lado, el aceite de soja de aquel entonces era un producto muy espeso, extraordinariamente rico en nutrientes, pero que al calentarse despedía un fuerte olor, similar al que despiden los granos de soja verde al ser cocinados. Esta característica indicativa de sus cualidades nutritivas no fue entendida así y las primeras toneladas de aceite se quedaron almacenadas por tiempo indefinido.

Pasado algún tiempo, las semillas plantadas en nuestro país dieron su fruto y amplias cosechas se recogieron en Valencia, Málaga, Almería y demás pueblos ricos en sol. El aceite resultante se refinó, se purificó y al igual que otros productos refinados la gente comenzó entonces a utilizarlo, desdeñando aquel primitivo aceite mucho más rico en nutrientes pero cuyo olor llegaban a percibir nuestros vecinos, enterándose todo el barrio de que no teníamos dinero para pagar el aceite de oliva. Ahora, sin embargo, la mentalidad no ha cambiado mucho y se le sigue considerando un producto de inferior calidad al de oliva y suele ser bastante difícil encontrarlo en las tiendas de alimentación.

Un extraordinario aceite

El proceso de obtención del aceite de soja no difiere del resto de los aceites y lejos queda aquella manera artesanal de prensarlo en frío, con lo que se obtenían aceites de primerísima calidad. El lavado en sosa, la decoloración y desodorización, le han convertido en un alimento con poco valor dietético, hasta el punto de que apenas se encuentran ya proteínas en su fórmula, y de sus vitaminas no quedan ni restos. Afortunadamente, lo que no han podido quitarle son sus grasas y, así, nos encontramos conque tiene una composición en ácidos grasos insaturados muy superior al de oliva, el cual es más rico en grasas monosaturadas.

La composición del aceite de soja es de: 50 por 100 de linoleico, 29 por 100 de oleico, 10 por 100 de palmítico y el resto de otros diversos.

Esta composición le proporciona buenas propiedades para prevenir los problemas derivados del consumo de grasas saturadas. Eliminar, por tanto, los aceites vegetales de nuestra alimentación no es una medida recomendable (ya saben, el filete a la plancha), ya que precisamente mezclarlos con las grasas animales da lugar a que éstas circulen libremente en sangre homogeneizadas con las insaturadas del aceite. Quizá algún día alguien nos explique porqué los médicos mandan siempre cocinar con poco aceite.

Del aceite de soja se han dicho algunas tonterías sin fundamento, entre las que no faltan aquello de que es bueno para tomar en crudo y que no soporta bien las temperaturas de la cocción, cuando es justo lo contrario, ya que las grasas insaturadas sufren un proceso de cizallamiento mucho más lento que las saturadas, pudiéndose por tanto freírse largo tiempo. Y lo de tomarlo en frío, sin freír, es lógico que sea más recomendable, pero esto es común a todos los aceites.

Tal es la producción actual de soja en el mundo, especialmente en Estados Unidos, que con las semillas -una vez extraído el aceite- se fabrican una serie larga de subproductos, tales como tortas, bollos, comida para el ganado, etcétera. Así mismo, también existe en el comercio europeo la harina de soja cuya diferencia con la harina de trigo es la escasez de hidratos de carbono que tiene, siendo mucho más rica en grasas insaturadas.

La llamada leche vegetal, o **leche de soja**, no es otra cosa que el resultante de extraer mediante trituración el líquido que contiene la soja amarilla, que da lugar a una bebida muy nutritiva, con la que también se hace el queso de soja (tofu), el cual se consigue añadiendo a la leche limón, magnesio y algo de sal. El producto restante es más nutritivo que el queso de vaca, aunque sin la cantidad de grasas saturadas de éste.

Por último, quizá el producto que más aceptación ha tenido en el mundo ha sido la **salsa de soja** o tamarit, el cual se logra dejando fermentar los granos de soja, lo que aumenta grandemente su riqueza nutritiva y su digestibilidad. La presencia en esta salsa de enzimas, lactobacilos, mohos y otros microorganismos, le confieren a la salsa de soja propiedades similares al yogur, contribuyendo a facilitar la digestión y a impedir que se formen bacterias patógenas. La combinación de la soja germinada con granos de trigo tostados y molidos, así como sal marina, produce este alimento riquísimo en aminoácidos esenciales y fácilmente asimilables, así como una cantidad importante de grasas insaturadas, entre las que no falta la lecitina. Además de ser un buen condimento que hace innecesaria la adición de otros, alcaliniza la sangre, haciéndola por tanto más resistente a las infecciones, robustece sin excitar el sistema nervioso y gracias a uno de sus componentes -el Zybicolin- se pueden eliminar las sustancias radiactivas ambientales que podamos absorber.

LA CEBOLLA

Perteneciente a la familia de las liliáceas, es oriunda de Persia y de características similares al ajo, siendo muy significativo el que en las zonas donde se cultiva y consume sus habitantes suelen alcanzar con facilidad el centenario.

En su composición encontramos cantidades importantes de vitaminas B y C, esencias sulfuradas (sulfuro de alilo) que le confieren su olor característico, azufre, glucoquinina, sílice, hierro, fósforo, yodo, potasio y pequeñas cantidades de vitamina A.

Junto al ajo, es quizá el alimento que más aplicaciones medicamentosas posee, aunque también uno de los menos utilizados para estos fines. Se sabe que las infecciones se propagan mejor en un medio ácido y que la cebolla, rica en sales de potasa y sosa, genera bases que contribuyen a la alcalinización de la sangre, lo que se traduce en una mayor resistencia a las infecciones y las toxemias. Provoca también la eliminación de cloruros, resolviendo así muchos edemas, ascitis y cualquier otra retención de líquidos, siempre y cuando las funciones hepáticas y renales no estén demasiado disminuidas.

La presencia en ella de la glucoquinina la confiere una propiedad altamente interesante, como es la de rebajar la tasa de azúcar en sangre, con una eficacia similar a la insulina mediante la estimulación de la función pancreática deprimida, provocando entonces un aumento en la secreción de insulina orgánica.

La cebolla es mejor consumirla cruda o sacarle su jugo, por esto solamente en el caso de poseer un estómago fuerte, ya que si no es así es mejor tomar su caldo una vez que la hemos hervido. Cruda es un buen remedio para combatir las lombrices, y mezclándola con limón y manzana se obtiene un poderoso medicamento para curar trastornos de estómago, intestinos y hepáticos. Mezclándola con ajo, zanahorias y rábanos se logra potenciar su efecto expectorante, por lo que resulta de interés para combatir las enfermedades broncopulmonares que cursan con abundante producción de moco.

Localmente también tiene buenas propiedades, basadas principalmente en su capacidad desinfectante, y mezclada con miel se puede aplicar en forma de cataplasmas en los abscesos, los cuales supuran al poco tiempo. También se emplea en la faringitis o afonías rebeldes, mezclando su jugo con agua y realizando varias veces al día gargarismos, así como también en la caída del cabello para lo que solamente deberemos frotarla sobre las zonas que se están quedando calvas.

Otra de las propiedades de la cebolla que no conviene olvidar es el potente efecto hipnótico, el cual llega a curar el insomnio más rebelde, mucho más si la mezclamos con la lechuga, siendo éste el motivo por el cual no recomendamos que se tome al mediodía. Este efecto se piensa que se debe a su contenido en calcio, por más que el calcio no tenga por sí solo acción sedante importante. Pero si la falta de sueño es ya un problema serio y difícil de resolver, podemos añadir un poco de tomillo y queso rallado a la ensalada anterior y el efecto llegará en pocos minutos.

Combinada con carnes y pescados contribuye a eliminar las toxinas que liberan estos alimentos, entre los que no faltan el ácido úrico y los nitritos. Junto a las frutas ácidas disuelve la albúmina de los alimentos, evitándose así fermentaciones y gases.

Como final, y haciendo un resumen de sus propiedades, tenemos: aplicada localmente en los ojos mejora las afecciones oculares, tales como la fatiga visual, cataratas, miopía, y mezclada con el perejil, la conjuntivitis. Descongestiona los ganglios linfáticos, contribuyendo al equilibrio glandular, a la estimulación del sistema defensivo y al aumento de los cambios celulares. Es un buen regenerador del sistema nervioso y cerebral, mejora la flexibilidad de las arterias colapsadas por la arteriosclerosis, puede utilizarse como afrodisíaco en casos de estrés, es útil para mejorar la fecundidad en las mujeres, descongestiona el hígado después de una borrachera, limpia la piel de impurezas y pecas, así como favorece la curación de varices y hemorroides.

EL POLEN

Como es bien sabido, el polen es el gameto masculino de las flores, el órgano fecundativo que el viento y los insectos diseminan hasta que se deposita en el pistilo, órgano femenino de las flores, para fecundarlas. Sería pues el equivalente al espermatozoide humano, tanto en su calidad de engendrar una nueva vida como en su composición. Este conjunto de granos diminutos, generalmente microscópicos, contenidos en las anteras de los estambres, está constituido por dos células.
En el momento de la fecundación, una de estas células se divide y da lugar a dos células hijas que son gametos masculinos.

Historia

Aunque su conocimiento es muy antiguo, no encontramos datos escritos sobre el polen hasta el año 1523 y con más precisión en 1751, gracias al botánico sueco Linneo, el cual lo denominaba como "flor de pino". Anterior a este investigador solamente existen referencias de que los asirios lo empleaban para mejorar la fertilidad de los árboles femeninos y los egipcios como parte de sus cremas embalsamadoras. También hay historiadores que aseguran que los pueblos primitivos de Nueva Zelanda y la India hacían dulces a partir de polen, lo mismo que los indios americanos de la tribu de los navajos lo empleaban para buscar cordialidad entre las tribus y aumentar su fertilidad.

Características

Formado por pequeños corpúsculos de apenas 50 milésimas de milímetro, este minúsculo elemento contiene, no obstante, todos los ingredientes necesarios para perpetuar la especie vegetal, de manera similar a las semillas más comunes.

De color amarillo y protegido externamente por una dura cutícula, rica en esporopolen, con apenas 40 gramos de polen al año pueden alimentarse nada menos que 150.000 abejas.

Recogida

La recogida se puede hacer directamente de las flores, bien sea sacudiéndolas y haciendo que caiga el polen en unas telas o recipientes o, mejor aún, mediante aspiradores graduados a una potencia muy concreta que permite extraer el polvillo respetando el resto de la flor. Este último sistema es el más empleado a escala industrial.

También se puede recoger aprovechando la labor de las abejas, las cuales lo transportan hasta su colmena prendido en las patas. Si confiamos en su labor selectiva podemos pensar que este polen es más adecuado para el consumo, ya que en principio su instinto las debe hacer rechazar el que no es apto, al menos para ellas. No obstante y aunque el sistema es el más empleado por los apicultores modestos, la recogida depende exclusivamente de las abejas y ello impide mantener una continuidad y estar pendiente de su trabajo. Además, junto al polen se adhieren otras sustancias quizá no deseables y que obligaría a una depuración posterior. Una vez que la abeja llega a la colmena se le ponen unas trampillas que permiten que suelten el polen y se pueda recoger.

El polen es recogido solamente por la abeja de la familia *Apidae*, la cual difiere de todas las demás abejas en que el cepillo del polen, limitado a las patas traseras, se reduce a una hilera de pelos largos que rodean un espacio libre de la tibia. Así pues, éstas son las únicas abejas en las que la estructura de transporte del polen está formada por largas cerdas curvadas que forman una especie de cesto (corbícula.)

Algunas consideraciones de interés

Debiéramos pensar que lo mismo que la miel adquiere diferentes tonalidades, sabores y propiedades según sea la flor de procedencia, el polen debe estar sujeto a las mismas diferencias. Sin embargo, el que encontramos comercializado no hace distinciones y se vende exclusivamente como polen de abejas, sin mencionar la flor de procedencia.

En este sentido, pues, no hay nada que hacer y solamente en el caso de que conozcamos al apicultor podríamos hacer una compra selectiva del polen que necesitamos tomar. Como orientación, estas serían las aplicaciones más importantes de los diferentes tipos de polen, aunque hay que insistir en que son utilidades adicionales a los beneficios generales:

Polen de:
Acacia: Calmante nervioso.
Castaño: Mejora la pared vascular y las enfermedades venosas.
Diente de león: Hepatoprotector y estimulante biliar.
Manzano: Enfermedades del corazón.
Salvia: Regula la transpiración corporal y los ovarios.
Tomillo: Antibiótico natural, estimulante nervioso.
Tilo: Calmante.

Aunque en el comercio encontremos el polen como unos gránulos de diferentes colores, no debemos pensar que cada uno constituye un sólo elemento, ya que se necesitan al menos 14.000 pólenes juntos para formar un gramo y en el mejor de los casos son necesarios 8 millones para obtener solamente 25 gr. Afortunadamente, un solo bosque puede producir al año 75.000 toneladas de granos de polen, lo que quiere decir muchos millones de partículas de polen. Ello se debe a que su tamaño medio es apenas de dos micras y que se necesitan 25.000 granos uno tras otro para formar una fila de solamente 5 cm.

También hay grandes diferencias entre las mismas plantas y su capacidad de producir polen, ya que mientras unas producen poco más de 10.000 pólenes al año, otras albergan hasta mil millones.

La polinización se puede realizar mediante la misma planta, desplazando el polen desde la antera de una al estigma de otra, o bien por medio de insectos como las abejas. Por supuesto, las corrientes de aire son otra de las maneras más rápidas de polinización, ya que por vía aérea viajan partículas mayores y numerosas.

El polen es uno de los alimentos más completos y algunos exploradores lo llevan consigo para asegurarse una nutrición correcta.

Composición

Azúcares:

Libres: 16-28%
Polimerizados: 52-56%
Totales: 68-84%

Aminoácidos:

Lisina: 0,12%
Metionina: 0,052%
Cistina: 0,002%

Triptófano: 0,032%
Fenilalanina: 0,104%
Treonina: 0,20%
Leucina: 0,400%
Isoleucina: 0,280%
Valina: 0,300%
Arginina: 0,038%
Glicina: 0,200%

Oligoelementos:
(sobre un 3% de cenizas)

Potasio: 20-45
Magnesio: 1-12
Calcio: 1-15
Cobre: 0,08
Hierro: 0,01-0,3
Silicio: 2-10
Fósforo: 1-20
Azufre: 1
Cloro: 0,8
Manganeso: 1,5

Vitaminas:
(mcg)

Vitamina B-2: 5,6-12,1
Ácido pantoténico: 4,2-14,2
Ácido nicotínico: 40,7-82,7
Vitamina B-6: 3,1-6,8
Biotina: 0,52-0,6
Inositol: 3-30 mg

Vitamina C: 152-176
Vitamina A: 7.000 gammas
Vitamina E: 60 gammas.

Grasas vegetales:

Ácidos grasos libres: 12,7%
Triglicéridos: 9,8%
Fosfolípidos: 22,6%
Fitosteroles: 4,9%
Ceras: 9,3%

Otros:

Factor inhibidor estreptolisina: 1 unidad
Deoxirribosidos: 0,12 mg
Enzimas: amilasa, catalasa, diaforasa, diastasa, dehidrogenasa, pectasa, fosfatasa y dehidrogenasa succínica.

Reflexiones a su contenido

Su riqueza alimenticia es tal que solamente 100 gramos de polen equivalen en aminoácidos esenciales a 500 gramos de carne de vaca o 30 huevos, a lo que hay que añadir que tanto su valor biológico, como su Utilidad Neta, es superior a los demás alimentos procedentes de mamíferos.

Es fácil de comprobar también la gran riqueza en azúcares, los cuales llegan a constituir el 85% del total, siendo estos de fácil y rápida asimilación, en parte por estar unidos a sustancias claves para su metabolismo, como son la **vitamina B-1** y el calcio.

También es de destacar la presencia importante de vitamina A y E, así como una cantidad importante de **ácidos grasos insaturados** contenidos en la cutícula que los rodea. Entre estas grasas están los **fitosteroles**, sustancias cuyo parentesco químico con las hormonas sexuales es notorio.

Otros componentes igualmente importantes son los deoxirribosidos, cuya misión es la maduración intelectual de los seres en crecimiento, y el Factor inhibidor de la estreptolisina, sustancia cuya propiedad antibiótica es importante, actuando incluso en virus en estado de maduración y en la mayoría de las infecciones del aparato digestivo y pulmonar.

Aplicaciones

Entre las más importantes están:

- Tratamiento de las *prostatitis* y la hipertrofia prostática, utilidad que ya ha sido ampliamente experimentada por la medicina con rotundo éxito. Unido a ciertas normas dietéticas y controlando las posibles infecciones urinarias, los enfermos se ven pronto libres de las molestias en la micción y al sentarse, prueba inequívoca que la inflamación ha remitido. Es imprescindible tomar una dosis alta en ayunas, al levantarse. Resulta conveniente unirlo a las pipas de **calabaza**.

- Efecto *antidepresivo* importante, sin efectos secundarios, aunque de acción algo lenta. No posee efectos sedantes ni euforizantes y es compatible con cualquier otro tipo de medicación.
- Estados de debilidad crónica o por enfermedades.
- Desnutrición o mal nutrición, bien sea por motivos alimentarios o por mala absorción.
- Afecciones digestivas diversas, tanto diarreas, como estreñimiento (**regula la flora intestinal**).
- Tratamiento **rejuvenecedor**, no solamente por la aportación de tanta cantidad de nutrientes, sino por la combinación equilibrada de todos ellos. Si tenemos en cuenta que cada grano de polen es capaz de generar una vida, entenderemos que en el ser humano debe tener propiedades importantísimas como nutriente. En los ancianos la mejora es más notoria que en los jóvenes, aportando una gran vitalidad, alegría, energía muscular y mejor circulación cerebral.
- Efecto potente sobre la piel a la cual mejora, da color y contribuye a eliminar las arrugas y controlar tanto la piel seca como la grasa.
- Acción afrodisíaca eficaz y continuada, especialmente en el varón. Aumenta la cantidad de semen y la potencia. Hay estudios que demuestran que también mejora la fertilidad, tanto en número de espermatozoides como en su calidad.
- Es una ayuda para casos crónicos de anemia.
- También posee, entre otras, la virtud de controlar la hipertensión, acelerar el bronceado, mejorar las funciones hepáticas, cicatrizar las úlceras duodenales, agudizar la visión nocturna, potenciar

la inteligencia y la **memoria**, al mismo tiempo que se comporta como un adaptógeno para situaciones de estrés.

- Puede emplearse como preventivo de las infecciones invernales. Una compañía farmacéutica comercializó una mezcla de aspirina y polen para el tratamiento de la gripe con bastante éxito, mientras que otra mezcló polen, própolis y vitamina C como preventivo, con el mismo resultado satisfactorio. Con estas mezclas se realizaron experimentos en fábricas y casi ningún empleado tuvo que dejar de trabajar ese invierno a causa de la gripe.

- Tratamiento preventivo de las alergias al polen primaveral. Para ello se deberán tomar pequeñas dosis desde el mes de Enero hasta el comienzo de la polinización, aproximadamente en Mayo.

- Para disminuir los efectos secundarios en los tratamientos por radioterapia, en especial los que afectan al hígado y hematíes.

- El polen potencia la memoria y la capacidad de concentración.

- Para los atletas por su efecto **anabolizante** inocuo y su gran poder energético.

- Aumento del apetito.

- Ligero efecto normotensor, especialmente en casos de tensión arterial alta.

- Efecto antibiótico en enfermedades broncopulmonares.

- Prevención de adenomas prostáticos.

- Mejoramiento de hemorroides y varices.

- Aporte de nutrientes esenciales para embarazadas, lactantes y **niños** con poco desarrollo.

- Mejora de la visión en lugares oscuros.
- Estabilización de los trastornos psíquicos menores, como la ansiedad, el estrés, y el nerviosismo.

Absorción y dosis

En polen debe ser ingerido preferentemente en ayunas, aunque no todos los estómagos lo toleran con la misma facilidad. El motivo no es otro que la dura cutícula que le recubre, la cual impide que los jugos gástricos puedan disolverla. Para evitar esto hay que masticarlo largamente hasta convertirlo en papilla, momento en el cual ya podemos ingerirlo sin dificultad. Nuestro sistema digestivo hará el resto y evitará que permanezca hasta tres días sin poderse absorber en el caso de no masticarlo.

Los laboratorios que lo comercializan son conscientes de la presencia de esta cutícula y en lugar de eliminarla (es muy rica en grasas insaturadas) la trituran y someten luego a la pasta resultante a un proceso denominado "microdigestión biológica" que asegura una disponibilidad extraordinaria sin modificar sus cualidades. Este proceso permite, además, que muchas de sus minúsculas partículas pasen directamente del estómago a la sangre, lo que podemos percibir por el ligero coloreado de la orina a las pocas horas.

El polen no es soluble en agua por lo que resulta inadecuado mezclarlo con leche o café. Además, el calor puede alterar la composición tan equilibrada que posee, en especial sus enzimas, por lo que se recomienda tomarlo sin mezclar con alimentos.

Se guarda herméticamente cerrado para que no entre humedad, ya que es muy higroscópico y puede desarrollar moho. Lo ideal es mezclarlo con miel.

El tratamiento debe ser de quince días y otros quince de descanso, pues es muy activo y dosis muy continuadas pueden producir ligeras molestias articulares.

Podemos considerar al polen como el órgano fecundativo de la flor, el cual la fecunda depositándose en el pistilo. Sería el equivalente al espermatozoo humano, tanto en su capacidad de engendrar una nueva vida como en su composición. En ambos elementos están constituidos todos los ingredientes para perpetuar la especie, de igual manera que ocurre con las semillas. Esto ya deja bien claro que como elemento nutritivo es uno de los más completos que existe, a fin de cuentas suele constituir el alimento principal de las abejas durante toda su vida.

Su riqueza alimenticia es tal que solamente 100 gramos de polen equivalen en aminoácidos esenciales a 500 gramos de carne de vaca o treinta huevos, por lo que las personas vegetarianas preocupadas por su ingestión de proteínas pueden centrarse en el consumo de polen. Una prueba de esto es que los alpinistas que se alejan de las poblaciones durante algunas semanas, como suele ocurrir en las escaladas al Himalaya, llevan siempre consigo algunos kilos de polen en lugar de kilos de otros alimentos, ya que de esta manera se aseguran la alimentación sin problemas.

La composición del polen está expuesta en el cuadro siguiente:

Azúcares
Libres.................... 1 6-28%
Polimerizados.......... 52-56%
Totales.................... 68-84%

Aminoácidos esenciales
L-Lisina.................... 0,12%
L-Metionina.............. 0,052%
L-Cistina.................. 0,002%
L-Triptófano............ 0,032%
L-Fenilalanina.......... 0,104%
L-Treonina................ 0,20%
L-Leucina................. 0,400%
L-Isoleucina............. 0,280%
L-Valina................... 0,300%
L-Arginina............... 0,036%
Glicina.................... 0,200%

Oligoelementos
Valor medio de cenizas: 3% Porcentaje sobre valor medio de cenizas
Potasio.................. 20-45
Magnesio.............. 1-12
Calcio................... 1-15
Cobre.................... 0,05-0,08
Hierro.................... 0,01-0,3

Silicio...................	2-10
Fósforo................	1-20
Azufre.................	1
Cloro..................	0,8
Manganeso..........	1,4

Vitaminas
Mcg./g. De extracto

Riboflavina.........	5,6 - 12,1
Ac. Pantoténico...	4,2 - 14,2
Ac. Nicotínico....	40,7- 82,7
Piridoxina...........	3,1 -6,8
Biotina.............	0,52 -0,6
Inositol (mg./g.)	3 – 30
Ac. Ascórbico...	152 - 176

Factor Inhibidor estreptolisina

1 U. 1./7,0 mg.

DEOXIRRIBÓSIDOS

(Componentes del DNA)
0.12 mg./g.

Lípidos vegetales

Ácidos grasos libres	12,7%
Triglicéridos vegetales ...	9,8%
Fosfolipidos	22,6%
Fitoesteroles	4,9%
Ceras	9,3%

En esta tabla es fácil comprobar la riqueza de sus elementos nutritivos, entre los cuales llaman la atención sus azúcares, los cuales llegan a constituir casi el 85 por 100 del total. Esto le da propiedades como alimento energético sin similitud con ningún otro, ya que estos azúcares son de absorción inmediata y van unidos a la cantidad necesaria de vitamina B1 y calcio para su metabolización.

A la lista sobre las vitaminas hay que añadir también la presencia de cantidades notables de vitamina A (7.000 gammas por 100 gramos) y vitamina E (60 gammas), así como una cantidad importante de ácidos grasos insaturados contenidos en la cutícula que le rodea. Entre estas grasas están los fitoesteroles, sustancias cuyo parentesco químico con las hormonas sexuales es notorio hasta el punto de utilizarse para estimular la producción de hormonas internas.

Otros componentes igualmente importantes son el Factor inhibidor estreptolisina, sustancia cuya propiedad antibiótica es notoria, actuando incluso sobre los virus en fase de maduración y la mayoría de las infecciones del aparato digestivo y pulmonar. Los Deoxirribósidos tienen una importancia decisiva en los procesos de maduración intelectual de los seres en formación, nada extraño si tenemos en cuenta que la función del polen es asegurar el crecimiento de una nueva vida.

La principal propiedad del polen es su papel como elemento nutriente, sobre todo para aquellas personas desganadas o desnutridas a causa de alguna deficiencia en su capacidad de absorción.

Al contrario de lo que pudiera pensarse, la ingestión por vía digestiva del polen de abeja no da lugar a trastornos alérgicos, salvo en casos muy concretos de sensibilidad intensa. Cuando el polen es sometido a un proceso de microdigestión biológica no produce alergia alimentaria.

Las mejores aplicaciones para su consumo puedan ser éstas:

Estados crónicos de debilidad a causa de alimentación inadecuada o desnutrición crónica, como es el caso de ancianos o niños enfermizos. Sus nutrientes suelen bastar para cubrirle las necesidades energéticas durante algunos días, hasta que el apetito vuelva a restaurarse. Una ventaja del polen sobre el resto de los alimentos es que su metabolización no deja residuos orgánicos, lo que se puede comprobar cuando vamos al servicio.

En las afecciones digestivas tiene efectos múltiples, y así, lo mismo se puede utilizar en una diarrea para restablecer la flora intestinal disminuida y destruir las bacterias patógenas, que ayudar a curar un estreñimiento pertinaz a causa de una alimentación equivocada.

El tratamiento de la prostatitis es quizá la única aplicación del polen por la medicina oficial, y aunque su uso no esté demasiado divulgado lo cierto es que lleva muchos años utilizándose con éxito para curar prostatitis e hipertrofias prostáticas rebeldes. Unido a ciertas normas dietéticas, estos enfermos ven desaparecidos todos los síntomas en poco más de una semana de tomarlo. El único requisito es tomar la dosis correcta, ya que en dosis pequeñas no tiene apenas efecto.

También posee un marcado efecto antidepresivo, muy superior a la mayoría de los antidepresivos químicos, aunque su efecto (al igual que la mayoría de los productos naturales) no sea espectacular desde las primeras tomas. A este efecto antidepresivo hay que sumarle la ventaja de no generar efectos secundarios, de no sedar o intranquilizar al paciente y de aportarle unas energías físicas que con toda seguridad le ayudarán a la curación de su depresión.

Como terapia rejuvenecedora está fuera de duda, ya que las primeras investigaciones fueron hechas basándose en que la mayoría de los apicultores tenían una salud extraordinaria y alcanzaban con facilidad los cien años. Consumidores por fuerza del polen que no podían vender, estos hombres alcanzaron la juventud hasta edades en que nosotros los consideraríamos viejos. Tanto su piel tersa como su aspecto delgado y erecto, su cabello abundante y su fecundidad a toda prueba, motivaron que los científicos pusieran su mirada en el polen como medio de prolongar la juventud. Cuando así se hizo un nuevo efecto se mostró patente, su marcada acción afrodisíaca, la cual se manifestaba sobre todo en personas de la tercera edad. Pero no solamente mejoraba el deseo de realizar el acto sexual, sino que también mejoraba el número y la cantidad de espermatozoides, la cantidad de semen y, por este motivo, la fecundidad de los varones.

El polen, así mismo, es un eficaz restaurador de las cifras de hematíes en caso de anemia, normaliza la tensión arterial de los hiper e hipotensos, restaura las heridas, acelera el bronceado, es un buen hepatoprotector, mejora las úlceras duodenales y protege la pared vascular. También, impide la proliferación de las varices, mejora la agudeza visual, potencia la inteligencia y retentiva, es un buen anabolizante muscular adecuado en aquellas personas que desean ganar peso o musculatura, aumenta el volumen de las mamas femeninas y se comporta como un excelente adaptógeno, en el sentido de permitirnos superar las pequeñas contrariedades y tensiones diarias.

El polen que normalmente existe en los comercios es aquel que se queda prendido en las patas de las abejas y que es recogido mediante unos pequeños recipientes cuando entran en la colmena. El problema es que junto al polen también se quedan adheridas otras sustancias carentes de interés dietético y, si las plantaciones han sido fumigadas, es posible que se recoja algo de los plaguicidas. Por eso es importante la procedencia del polen que vayamos a consumir.

Otra manera de extraerlo es mediante aspiradores de muy poca potencia, siendo este el modo normal que utilizan los grandes laboratorios. Una vez recolectado, se le centrifuga con el fin de que todas las partículas de diferente peso se separen del polen, quedando al final solamente el alimento.

El polen es mejor consumirlo en una sola toma al día, antes del desayuno, y hay que masticarlo bien con el fin de romper la cutícula de grasa que lo envuelve, ya que de no hacerlo es posible que tardemos horas y días en digerirlo. Además, esta cutícula es una parte nutritiva muy importante, ya que en ella están sus componentes grasos.

La dosis es variable, pero suele bastar una cucharada sopera en adultos y una pequeña en niños. Hay que consumirlo un mínimo de quince días y descansar otros quince, ya que con dosis prolongadas la reactivación glandular no mejora y puede dar lugar a fenómenos de rechazo. Otro inconveniente de tomarlo sin descanso es que los productos de metabolización de sus aminoácidos suelen depositarse en las articulaciones, pudiendo dar lugar a dolores difusos.

EL GINSENG

Hace dos mil años, en el último período de la era Ha, en China, ya se describían los efectos terapéuticos del ginseng, el cual se utilizaba en veintiuna enfermedades. Parece ser que las primeras raíces llegaron procedentes de Corea hacia China y ya se le denominaba elixir de la vida. Estas raíces se plantaron en los bosques de Manchuria y allí encontraron un terreno apropiado para desarrollarse, siendo consumidas preferentemente por la población local. En 1711, y merced al descubrimiento que de ella hizo un sacerdote francés, la raíz llegó al Canadá y allí se le encontró similitud con otra raíz llamada *Panax quinquefolium,* pero de la cual no se hacía uso medicinal alguno. A causa de su consumo masivo por la población se la catalogó como droga, hasta que en 1880 pasó a ser considerada una hierba utilizada como aditivo para enriquecer el té.

Así como los médicos orientales consideran a esta raíz como una especie de sanalotodo, la medicina occidental la tiene sumida en un desprecio absoluto, al igual que hace con el resto de las plantas utilizadas por la sabiduría popular. Solamente el auge de la medicina natural y el hecho de que personajes importantes, entre los que no han faltado médicos, la utilizaran como energizante y revitalizador con gran éxito ha sido lo que movió a ciertos investigadores a reconsiderarla. El resultado de esto es que en la actualidad el ginseng es la planta más consumida en el mundo después de la menta y de ella se extraen sus principios activos para fabricar jabones, cremas de belleza, chicles, bebidas y hasta cócteles exóticos.

Composición

Pertenece a la familia de las *araliaceae y sus* principales componentes son las saponinas, de las cuales se encuentran hasta trece diferentes.

Entre los minerales hallados están el aluminio, el fósforo, el hierro, el calcio, el magnesio, el manganeso, el plomo, el potasio, el silicio y el sodio. Contiene vitaminas B1, B2 Y B3, así como doce aminoácidos, varios azúcares y diversos enzimas, siendo su composición química similar al alcanfor.

Crecimiento

Es una planta que proporciona frutos y diversas semillas, pero de las que solamente se utiliza la raíz, por ser la parte más activa. Crece en lugares oscuros, sin luz directa que la pueda dañar, y su madurez tarda en completarse casi seis anos. Este crecimiento tan lento hace que el terreno en el cual se implanta se empobrezca grandemente, tardándose casi quince años en su recuperación, y eso partiendo de un terreno muy rico. Cualquier utilización de fertilizantes químicos la daña y el crecimiento se realiza con mucha más lentitud, lo mismo que ocurre con las plagas o insectos, los cuales la atacan con facilidad, ya que es una planta muy delicada, sin apenas defensas.

Su cultivo debe hacerse manualmente y hay que taparlas de cuando en cuando, ya que una luz indirecta fuerte le afecta, lo mismo que los cambios bruscos de temperatura. Todo este lento y delicado proceso de crecimiento ha hecho que su precio en el mercado sea muy alto y que al mismo tiempo se trate de forzar su masificación. Esto ha dado lugar a una serie de picarescas, como es recolectarla antes de que haya madurado o distribuir como ginseng lo que no es tal. Una variedad rusa conocida como eleuterococo se la denomina cada vez más como ginseng siberiano, lo que da lugar a no pocas confusiones, asunto poco lógico, ya que el eleuterococo tiene suficiente categoría como curativo y no necesita dar lugar a confusiones.

Sus efectos

Son numerosos y sujetos a contradicciones, pero lo que sí parece estar claro es que influye mucho la edad del enfermo. Así, en la medicina china se utiliza para enfermedades tan dispares como la impotencia, gastritis, parasitosis, artritis, insomnio, depresiones, pérdida de memoria, cansancio, falta de entusiasmo o actividad, así como para combatir las fiebres. Pero es su efecto para asegurar la longevidad, eterna juventud y combatir la falta de apetito sexual, lo que la han hecho sin lugar a dudas la preferida del público

He aquí resumidas algunas de sus aplicaciones:

Adaptógeno
Esto es, aporta al organismo enfermo o sano las sustancias que le son necesarias para soportar las situaciones extremas y le adapta a la nueva situación hostil, sea cual sea su naturaleza. El organismo así estimulado es capaz de iniciar un maravilloso proceso de autocuración, mucho más racional y seguro que el que pueda proporcionar cualquier fármaco selectivo. Su capacidad, así mismo, de estimular las defensas disminuidas es

algo patente y la capacidad restaurativa que esto proporciona es algo a tener en cuenta, máxime cuando no disponemos de demasiados productos estimulantes de las defensas. Por citar un ejemplo, hay que mencionar que los astronautas rusos toman ginseng como adaptógeno y para estimular sus defensas ante agresiones nuevas.

Cansancio

Ya sea de origen nervioso, estrés, patológico o puramente fisiológico, como en el caso de los deportistas, lo cierto es que las personas ven aumentadas sus fuerzas y la resistencia a la fatiga es notoria, llegándose a encontrar mejoras en el rendimiento de hasta el 35 por 100. Los ancianos son las personas que mejor notan estos efectos, seguidos de los deportistas profesionales, los cuales ven aumentados sus rendimientos hasta un 10 por 100.

Intelecto

Sus efectos sobre la esfera cerebral son más espectaculares en ancianos, y los ginsenósidos que contienen proporcionan una mejora en la irrigación cerebral, lo que se traduce en una mayor memoria y coordinación motriz. Los estudiantes y cualquier otra persona sometida a un gran esfuerzo mental también notan estos efectos, aumentando la capacidad de aprendizaje, retentiva y habilidad para solucionar problemas complejos. De igual manera, los oligofrénicos, autistas y con cualquier otra deficiencia mental mejoran grandemente con su consumo. La mejora en la homeostasis, la mejor función endocrina y la potenciación del sistema nervioso autónomo dan como resultado una agudización de las funciones cerebrales.

Diabetes
Es una de las mejores indicaciones, ya que el extracto de ginseng es capaz de anular una hiperglucemia inducida artificialmente, aun cuando la función pancreática esté deprimida. Su efecto sin embargo es muy corto, apenas cuatro horas, y por tanto no se pueden suprimir totalmente los fármacos antidiabéticos. Actúa sobre el sistema enzimático de la glicogénesis corporal de una manera distinta a la insulina y al mismo tiempo favorece la formación del glucógeno hepático a través de la glucosa. Es por este motivo por el cual los niveles de glucosa disminuyen cuando se administra ginseng.

Arteriosclerosis
Su ingestión facilita la combustión y aprovechamiento de las grasas alimentarias e impide que el exceso se deposite en las arterias y los hepatocitos.

Efecto anabolizante
Tomándolo junto a una dosis extra de proteínas aumenta la síntesis y el sistema muscular es capaz de retenerlas durante más tiempo, lo que da lugar a un aumento de la masa muscular en poco tiempo. Este efecto se logra merced a uno de sus

componentes, el prostisol, el cual incrementa la función del enzima DNA-RNA, el cual es transferido fácilmente al citoplasma.

Anemia

Su ingestión facilita la fijación del hierro a los eritrocitos, lo que mejora espectacularmente los problemas de asimilación del hierro y las anemias por carencias. Su administración junto al quelato de hierro asegura la curación de una anemia ferropénica en un tiempo 70 por 100 inferior a la terapéutica normal.

Hígado

Tiene un efecto protector de las células hepáticas, tanto si están lesionadas por alcohol, por rayos X o por cualquier otro tóxico. El ginseng se comporta en estos casos extrayendo los tóxicos acumulados, especialmente los peroxilípidos.

Rejuvenecedor

Sus efectos se basan principalmente en su oposición a que se formen radicales libres, ya que posee un marcado efecto antioxidante. También actúa sobre las glándulas endocrinas restaurando las dosis de vitamina C en las suprarrenales, estimulando la hipófisis y bloqueando los excesos de cortisona endógenos.

El verdadero ginseng

Es tal el éxito de esta raíz que actualmente la mayor parte del ginseng salvaje está acabado y solamente se le puede encontrar en zonas desérticas y de difícil acceso en las montañas de Manchuria, China. En Corea quedan solamente unas pocas raíces salvajes y las nuevas especies cultivadas parece ser que no tienen el mismo efecto, aunque eso tampoco ha podido ser comprobado. La buena raíz se vuelve roja al cocerla, mientras que la otra apenas deja el color blanco.

LA PATATA

Debiera ser la reina de la cocina junto al pan y sin embargo no lo es. Solamente se la utiliza como complemento de filetes, carnes guisadas, garbanzos, judías, y para realizar tortillas. Sin embargo, la patata es el alimento más energético de todos y el mejor tolerado, inclusive por los estómagos más enfermos.

No nos debe extrañar esta poca consideración para tan extraordinario alimento, si tenemos en cuenta cómo llegó a nosotros. Cultivada desde hace ya dos mil años por los indios de la cordillera de los Andes, en Sudamérica, fue descubierta por los colonizadores españoles, aunque nunca le atribuyeron un valor alimenticio interesante. En el siglo XVI fue introducida en España y se comenzó su cultivo en las costas gallegas, no sin antes tener que luchar contra la Iglesia católica, la cual llegó a pregonar que producía lepra y que era un alimento traído por el diablo. Por contra, los irlandeses la comenzaron a utilizar con tal éxito que fue la solución para acabar con el problema endémico del hambre. Finalmente, en los primeros años del siglo XVIII, su consumo se masificó por toda Europa merced al farmacéutico alemán Meyer (quien demostró su inocuidad y buenas propiedades) y al rey Felipe XVI, el cual la incluyó como alimento base de su alimentación.

Botánica

La patata es un tubérculo perteneciente a la familia de las solanáceas, de cuya raíz se extrae un narcótico altamente tóxico llamado solanina, siendo ése el motivo por el cual no hay que comer nunca las raíces residuales ni siquiera aquellas partes de la patata que estén verdes. Tampoco es recomendable exponerla a la luz del sol.

Su composición básica es a base de fécula o almidón (un 17 por 100) además de agua (80 por 100), siendo, por tanto, un alimento rico en hidratos de carbono. Contiene muchas sales de potasa capaces de saponificar las grasas presentes en la alimentación, por lo que resulta un complemento ideal para aquellas personas que no quieran prescindir de comer grasas animales. Comiéndolas juntas se evita recargar de toxinas al organismo, al mismo tiempo que se corrige el exceso de ácido que generan las carnes.

Son muy ricas en vitamina C, ya que contienen 30 miligramos por 100 gramos cuando son nuevas, pero el requisito imprescindible para poder aprovecharlas es cocerlas con la cáscara, ya que fritas pierden casi el 50 por 100 de esta cantidad.

Afortunadamente, como el consumo de ellas es muy elevado, podemos tener asegurada la ración de vitamina C que necesitamos solamente por el hecho de comer patatas una vez al día.

Su mala reputación de ser un alimento que engorda es totalmente infundada y en ello intervienen las siguientes cuestiones: normalmente se la suele consumir acompañada de otros alimentos, especialmente carne de vaca, morcilla, chorizo de cerdo, garbanzos o judías. Esto da lugar a que la gente piense que la causante de su pesadez de estómago y de sus kilos de más lo tenga la patata, cuando es totalmente inocente de ello. La patata aislada, cocida al vapor, es un hidrato de carbono con gran poder energético y cuyas calorías son de utilización inmediata. Al igual que los cereales integrales, la metabolización de la patata por el organismo es rápida, limpia, sin residuos y difícil de transformarse en grasa. Tomada antes de un entrenamiento deportivo proporciona tanta energía como la miel, con la ventaja de que se va absorbiendo poco a poco y su efecto es más prolongado.

Una prueba de la inocuidad de la patata es que puede ser consumida perfectamente por los diabéticos, facilita la diuresis en caso de insuficiencia renal o edemas, mejora las enfermedades que cursan con mucosidad, ya que se comporta como un buen mucolítico, tiene un efecto antiulceroso superior incluso al zumo de col, pudiendo por ello constituir la base de la alimentación de las personas con úlcera gástrica. Es antiespasmódica e incluso hipnótica (debiendo tenerse en cuenta esta propiedad cuando se administra por el día a personas especialmente sensibles), y nos ayudará también a curarnos de calambres o neuralgias de repetición.

La manera ideal de cocinarla es con su piel y al vapor, siendo en forma de puré la mejor preparación culinaria de todas, ya que sus almidones quedan así más asimilables. Si se come frita hay que ensalivarla perfectamente antes de tragarla con el fin de desdoblar sus almidones. Una propiedad poco conocida, y en donde quizá radique su efecto energizante principal, es que contiene una oxidasa que favorece el aprovechamiento del oxígeno; por desgracia este compuesto es muy sensible al calor y para poder aprovecharlo lo mejor es el zumo de patata, el cual es muy difícil de conseguir si no poseemos una licuadora. Su rico contenido en magnesio no se ve alterado por la cocción.

Como antes se ha dicho, la mejor manera de comerla es hervida con su piel o en forma de zumo crudo, pero cuando esto no sea posible hay que tener en cuenta que combina muy bien con las verduras, la leche y derivados, los huevos, el ajo y la cebolla, así como con las frutas dulces. Y bastante mal, pudiendo dar lugar a intolerancias gástricas con gran producción de gases, con el pan, las pastas italianas, los cereales, las harinas y las legumbres.

En cuanto a su composición, es la siguiente en la patata entera:

Calorías: 79
Carbohidratos: 18,5
Proteínas: 2,8
Grasas: 0,2
Fibra: 0,6
Calcio: 10 mg.
Fósforo: 50 mg.
Hierro: 1,0 mg.
Magnesio: 26 mg.
Cobre: 0,16 mg.
Vitamina A: 30 U.I.
Vitamina B1: 0,11 mg
Vitamina B2: 0,04 mg.
Niacina: 1,5 mg.
Vitamina C: 20 mg.
Fenilalanina: 91 mg.
Leucina: 99 mg.
Lisina: 112mg.
Metionina: 23 mg.
Treonina: 81 mg.
Triptófano: 19 mg.
Valina: 110 mg.

LOS ANTIOXIDANTES

El término empleado quizá pueda parecer demasiado simple, pero si nos fijamos en que la oxidación provoca la muerte de la mayoría de los metales, no nos debe extrañar que el organismo humano, tan rico en minerales, pueda padecer los mismos síntomas. El oxígeno se convierte así en nuestro aliado y enemigo, simultáneamente. Toda nuestra longevidad, así como la salud, parece que dependen de la facilidad con que nos oxidemos, y detener este proceso en cierto modo inevitable es en lo que tienen puesta su atención los biólogos.

El factor que provoca la oxigenación celular, y por tanto su destrucción, son unos compuestos llamados radicales libres, los cuales llegan a alterar incluso el ADN celular mediante un proceso similar a un choque eléctrico. Estos radicales libres, altamente reactivos e inestables, se generan en nuestro cuerpo solamente cuando las circunstancias les son favorables, como es el caso del tabaco, polución, alcohol, agua y traumatismos. En todos estos casos, y mucho más si el consumo de grasas es alto, los radicales libres impiden los procesos autocurativos de nuestro organismo dañando a los glóbulos rojos, destruyendo los lisosomas y aumentando la proliferación de enzimas. El proceso de envejecimiento se acelera al máximo y el individuo no se recupera nunca en su totalidad.

Afortunadamente, tenemos en nuestra alimentación una serie de componentes con propiedades antioxidantes, los cuales podrán impedir en su mayor parte la acción nociva de estos radicales libres, pero siempre y cuando eliminemos las grasas de procedencia animal de nuestra alimentación.

El primer antioxidante conocido fue la **vitamina E**, por más que desde su descubrimiento nunca se supo cuál era su verdadera función, ya que en algunas personas el efecto era espectacular y en otras decepcionante. Entre algunas de sus funciones está la de impedir el cizallamiento o enranciamiento de las grasas, lo que consigue mezclándose con ellas gracias a que es liposoluble. Cuanta más cantidad de grasas comas, tanto si son saturadas como insaturadas, así deberá ser la cantidad de vitamina E que consumas.

La puedes encontrar en grandes cantidades en el germen de trigo y aún más en su aceite, así como en cualquier semilla. También se encuentra en los cereales integrales, los espárragos, las espinacas, la remolacha, las coles de Bruselas, el brécol y la lechuga. Resiste bastante bien las altas temperaturas de la cocción, pero muy mal la congelación.

La **vitamina C** es otro antioxidante ampliamente experimentado, pero del cual hasta ahora no se aprovechó esta propiedad, quizá porque a dosis pequeñas no tiene ningún efecto. Mientras que para no padecer avitaminosis basta con tomar 30 miligramos diarios, para ejercer como antioxidante son necesarios un mínimo de 500 miligramos diarios, circunstancia esta común al resto de los antioxidantes.

Las dosis altas de vitamina C ayudan a que el cuerpo cure rápidamente las lesiones y protege eficazmente de los efectos perniciosos de la anestesia, siendo muy recomendable tomar suplementos unas horas antes de la intervención y después de ella. Impide la formación de sustancias cancerígenas y, añadido a los alimentos ahumados, puede evitar la formación de las temibles nitrosaminas, sustancias que se producen a partir de los nitritos, los cuales se incorporan a los alimentos con el fin de impedir la proliferación bacteriana, pero que una vez metabolizados se transforman en nitrosaminas con alto poder cancerígeno.

La vitamina C funciona mejor si va unida a la P (Rutina), ya que ésta le protege contra la oxidación y también puede ser conveniente unirla a la E, aunque en diferentes momentos del día, ya que una es soluble en agua y la otra no.

La puedes encontrar en todos los frutos cítricos, los tomates, las fresas, las espinacas, las patatas, los pimientos, el perejil y las coles, aunque no hay que olvidar que las altas temperaturas de la cocción, así como el aire y la luz del sol, la destruyen.

La **vitamina A** es otro componente antioxidante ampliamente distribuido por la naturaleza en forma de carotenos (sustancias que colorean los alimentos) y cuyos efectos beneficiosos nos ayudarán a impedir que se nos declaren enfermedades respiratorias o cutáneas, incluido el cáncer. Tanto administrado tópicamente, localmente, como por vía digestiva, la vitamina A tiene acción antioxidante, llegando incluso a protegernos de la acción perniciosa de los rayos ultravioleta B.

La podemos encontrar en el reino animal en los aceites de hígado de pescado azul (sardina, bacalao, etc.), y en forma de provitamina A en la calabaza, los tomates, la escarola, las endibias, la zanahoria, las espinacas, el melón y las acelgas.

La **vitamina B1**, es un antioxidante imprescindible para aquellas personas que beben alcohol y para los que toman suplementos de glucosa con el fin de aumentar sus rendimientos deportivos. El alcohol forma sustancias tóxicas llamadas aldehídos, los cuales tienen una acción perniciosa en los riñones, hígado y células cerebrales. La ingestión si-multánea de la vitamina B1 evita en parte la formación de estos componentes a partir del alcohol, así como de los radicales libres, de igual manera que corrige los trastornos metabólicos producidos por los excesos de glucosa.

Su principal fuente natural está en la levadura de cerveza, las judías, el germen de trigo, el pan integral, los cereales integrales y las alcachofas.

La **vitamina B6** interviene junto a la B1 en la transformación de los carbohidratos en glucógeno y éste en glucosa, al mismo tiempo que protege de los efectos perniciosos del exceso de proteínas, especialmente de una saturación del aminoácido homocisteína. Su papel es vital, pues, para transportar y fijar los aminoácidos en sus lugares correspondientes.

El **PABA** (ácido paraaminobenzoico) es un componente vitamínico del grupo B el cual se ha utilizado ya ampliamente en las terapias de rejuvenecimiento en unión a la procaína.
Su papel parece estar en proteger a las membranas celulares de la destrucción por los radicales libres, con lo que se logra primordialmente una longevidad mayor de los glóbulos rojos, evitando junto a la vitamina B6 ciertas anemias que se dan en los deportistas. Aplicado localmente filtra los rayos solares, evitando el efecto envejecedor del sol, y llega a mejorar la mayoría de los casos de cáncer de piel.
Lo podemos encontrar en los cereales integrales, las hortalizas de hoja, las legumbres, las patatas y los guisantes.

El **ácido pantoténico** (vitamina PP) juega un papel decisivo en la prevención de los efectos perjudiciales del estrés y su presencia es vital para cualquier célula viva donadora de energía. Su papel antioxidante corrige los efectos adversos del frío intenso, por lo que debe ser consumido por aquellas personas que vivan o hagan deporte en climas fríos. Su ingestión normaliza y estabiliza la temperatura corporal e impide los cambios bruscos de la temperatura interna.

El **selenio** es el mineral más importante que se conoce en cuanto a sus efectos antioxidantes, aunque para que su acción sea más completa debe suplementarse con la vitamina E. Su presencia protege de la oxidación a las grasas y, por tanto, evita la formación de radicales libres y contribuye a destruir la mayoría de las bacterias patógenas que llegan a nuestro organismo.

Lo podemos consumir unido a la levadura de cerveza o, en menor proporción, en los cereales integrales, las frutas frescas y sobre todo en el ajo y la cebolla.

Otros antioxidantes de interés son el aminoácido **cisteína** (el cual ya dijimos que se debería tomar junto a la vitamina B6), la L-Dopa utilizada para combatir la enfermedad de Parkinson, el ácido retinoico derivado de la vitamina A, así como una gran variedad de conservantes alimenticios.

LOS VEGETALES

Hasta los más fieles defensores de la alimentación cárnica, entre los que hay que incluir a la Organización Mundial de la Salud, deben reconocer un factor: se puede vivir perfectamente comiendo productos de la tierra, pero no se puede vivir solamente a base de carne. Tal argumento debería bastar para que dejasen de atacar duramente a las personas que, libremente y con fuertes argumentos, eligen seguir la alimentación vegetariana, bien sea por aquello de «si corre, no lo comas» o, simplemente, porque piensan que así cuidarán mejor su cuerpo y su mente.

Lo cierto es que un vegetariano suele ser una persona bastante más instruida sobre alimentación que la mayoría de la gente omnívora, y algo más que gran parte de los médicos, incluidos los dietistas, ya que mientras éstos clasifican a los alimentos en función de sus componentes nutritivos un buen vegetariano los juzga también por sus cualidades curativas y también porque no causen ningún daño al ser ingeridos.

Las teorías sobre la posible carencia de la vitamina B12 de los vegetales y la posibilidad de que los vegetarianos padezcan con frecuencia anemia, es algo que data de primeros de siglo, y a raíz de estas desafortunadas declaraciones de un entusiasta de la carne animal nadie se ha preocupado ya de averiguar la verdad.

Igual de equivocada es la poca valoración en aminoácidos esenciales de los vegetales, pues no se tiene en cuenta lo fácil que es conseguir todos los aminoácidos necesarios (esenciales y no esenciales), solamente mezclando los alimentos de una manera racional. El vegetariano, insisto, suele conocer perfectamente lo que come y no cae en errores tan lógicos, cosa que es bastante habitual en los comedores de carne, quienes tienen un desconocimiento total sobre los alimentos, juzgándolos exclusivamente en función de su sabor, precio y aspecto.

Una cosa sí parece que une a ambas tendencias: los peligros de la alimentación tradicional a base de carnes, grasas y productos refinados termina minando la salud de la gente. Sin embargo, la alimentación natural parece ser el mejor medio para conservar la salud y mejorar las enfermedades, como lo demuestran incluso los médicos carnívoros al mandar regímenes vegetarianos en una lista interminable de enfermedades.

La presente lista de productos vegetales está elaborada con preferencia para mostrar las propiedades curativas de los vegetales, dejando a un lado sus cualidades nutritivas.

Acelga

Extraordinariamente rica en vitamina A (291 mg.) y C (34 mg.), aporta una cantidad considerable de minerales. Combina bien con el tomate y los platos crudos, se la utiliza desde siempre por su efecto laxante y para curar el exceso de acidez, tanto sanguínea como gástrica. Calma las irritaciones de las vías urinarias en la cistitis, descongestiona el bazo, mejora las hemorroides y ayuda a la curación de la mayoría de las enfermedades cutáneas.

Achicoria

Planta ampliamente utilizada en la posguerra para sustituir al café, cayó en desgracia cuando el nivel económico aumentó, llegando a desaparecer casi totalmente del mercado. Se puede ingerir tanto cruda, en ensalada, como cocida. Tomada como primer plato, estimula el apetito y la digestión.
Rica en minerales, revitaliza a los organismos desnutridos, a los anémicos (es rica en hierro), purifica la sangre de impurezas y, gracias a su principio amargo, es un buen hepatoprotector. Tiene efecto diurético y laxante, estando recomendada en casos de artritis, gota, ictericia, cálculos renales y para quitar obstrucciones en el bazo. Junto a la escarola, es útil para combatir la deshidratación y las altas temperaturas.

Ajo

Pertenece a la familia de las liliáceas y procede de Europa y América. Desde que se masificó su cultivo el hombre lo ha utilizado tanto como alimento como para curar diversas enfermedades, e incluso Hipócrates lo aplicaba ampliamente. Por el contrario, otros pueblos, como es el caso de los

233

griegos, y nuestro rey Alfonso X de Castilla, prohibieron tan extraordinario alimento basándose en que su fuerte olor daba problemas para entablar conversaciones, llegando a impedir la entrada en los templos y en la corte a toda persona que lo comiera.

Durante muchos años fue utilizado por sanadores y curanderos con gran éxito, hasta que la medicina oficial lo postergó y ridiculizó.

Por fortuna, las recomendaciones que la Organización Mundial de la Salud ha hecho en el sentido de que habrá que tener en cuenta a las medicinas marginales, si queremos asegurar la salud futura de la población, ha motivado el que diversos investigadores hayan puesto su atención en los productos de la tierra, entre ellos el que ahora nos ocupa.

Su composición básica es la siguiente:

Sustancias azoadas 6,52
Sustancias amiláceas, extractivas y otras
.... 32,68
Sustancias rasas.. 0,15
Celulosa... 1,22
Agua 58,00
Cenizas.. 1,43

Entre sus aceites encontramos un 6 por 100 de alilpropildisulfuro, el cual es el compuesto azufrado que le confiere su penetrante olor, así como otros componentes azufrados, tales como el

234

aliltrisulfuro (20 por 100) y pequeñas cantidades de aliltetrasulfuro. Otro componente, quizá el más interesante de todos, es la alicina, cuya acción antibiótica similar a la penicilina le potencia sus cualidades medicinales. Una propiedad extraordinaria del ajo es su papel de adaptógeno o somaténsico, esto es, que mejora la capacidad de adaptación de un organismo ante las agresiones externas.

Su modo de acción es múltiple y actúa sobre el aparato respiratorio (no hay que olvidar que se elimina a través de la piel y los pulmones), sobre el sistema circulatorio, incluido el cardiaco; sobre el aparato digestivo e impide la proliferación de numerosas bacterias y parásitos.

Respecto a su acción sobre el aparato respiratorio, se le ha encontrado en primer lugar una marcada acción mucolítica (disgregación de las mucosidades), así como una óptima protección de la pared bronquial contra los agentes irritativos. Su potente acción antibiótica le confiere la capacidad para destruir bacterias tan rebeldes como es el caso del estafilococo dorado, el cual es ya resistente a la penicilina y quizá también a sus derivados. La acción del ajo como bactericida es bifásica, siendo la primera de ellas instantánea y la segunda más tardía, lo que da lugar a una curación más definitiva que con las drogas normales, pero sin los inconvenientes de la destrucción de gérmenes útiles al organismo, ya que respeta la integridad de la flora intestinal. Tampoco se conocen casos de resistencias bacterianas a este alimento, ni tampoco mutaciones, pudiéndose administrar sin peligro durante varias semanas.

Su aplicación como tratamiento de base es la mejor manera de solucionar las enfermedades del aparato respiratorio acompañadas con una cardiopatía, en las cuales el estado sumamente debilitado del enfermo corre peligro de agravarse con la aplicación de los antibióticos más comunes. Dosis elevadas de extracto de ajo al principio producirán una sudoración abundante que mejorará la capacidad pulmonar, al mismo tiempo que se tonificará al corazón. En los problemas que cursen con asma, ya sea de naturaleza alérgica, nerviosa o infecciosa, se puede probar la acción broncodilatadora del ajo, aunque su efecto antialérgico no es muy importante.

También se le ha utilizado desde antiguo para tratar la hipertensión, ya que no solamente baja las cifras tensionales altas sino que llega a curar la causa que la produjo.

A los cuarenta y cinco minutos de tomar un ajo crudo la sangre se hace más fluida y como consecuencia baja la tensión arterial, al mismo tiempo que se ve libre de las sustancias tóxicas aún no eliminadas. Su acción beneficiosa sobre los fosfolípidos contribuye a disminuir la cantidad de grasas saturadas, aumentando la cantidad de lipoproteínas de alta densidad. A la suma de estas acciones sobre la circulación hay que añadir sus efectos anticoagulantes, los cuales, aunque débiles, se mantienen durante largo tiempo y no producen efectos de rebote. La suma de estos factores produce una mayor elasticidad de la pared arterial y venosa.

La aplicación más divulgada, sin embargo, es su efecto sobre las enfermedades reumáticas, sobre todo en las producidas por la bacteria estreptococo viridans o acumulaciones de ácido úrico. El requisito imprescindible es el tiempo, ya que estas enfermedades requieren mucha paciencia para que se noten sus primeros efectos curativos y la mayoría de los enfermos se desaniman pronto. Actualmente, los efectos sobre las enfermedades reumáticas están centrados en la cantidad nada despreciable que contiene de selenio, el cual se ha demostrado un tratamiento eficaz contra la mayoría de las enfermedades degenerativas tomándolo media hora antes de cada comida.

En el aparato digestivo se le ha comprobado una variedad grande de efectos beneficiosos, entre los que están: descongestiona el hígado y la vesícula biliar, al mismo tiempo que reduce las tasas de colesterol. Ayuda al hígado en su función vital de anular los tóxicos alimentarios, e incluso puede contribuir a las curas de drogadictos, como así parecen indicar algunos experimentos en este sentido.

Muy a destacar es su acción sobre los hongos, especialmente los producidos por *Candida albicans,* el cual es responsable de las mayorías de las infecciones de orina y boca.

La acción del ajo pudiera ser tan activa como los antimicóticos tipo griseofulgina, no dando lugar tampoco a resistencias.

Otras aplicaciones igualmente importantes, las cuales están muchas de ellas aún en estudio, son: taquicardias motivadas por problemas cardiacos, varices producidas por alteraciones de la pared venosa, hemorroides por problemas hepáticos, estreñimiento, parásitos intestinales, déficit de flora intestinal y vitaminas del grupo B, gota (elimina el ácido úrico), enfermedades mentales leves producidas por afecciones de las glándulas endocrinas, ya que actúa de manera directa sobre las hipófisis; alteraciones de tejido uterino, obesidad, diabetes, eccemas de naturaleza alérgica, hepática o tóxica, herpes, prevención del resfriado común, etc.

Por desgracia, no toda la producción de ajo es igual de saludable y nos podemos encontrar con grandes sorpresas sobre sus cualidades terapéuticas. Parece ser que los ajos que provienen de Valladolid, Valencia y Zamora tienen buenas propiedades, siempre y cuando su cultivo haya sido biológico, ya que de no ser así la cantidad de azufre que contienen es muy pequeña.

El ajo se toma mejor crudo, ya sea natural, en polvo o en cápsulas de gelatina, siendo imprescindible acompañarlo con algo de comida, porque si no puede producir ardores de estómago. Tomado natural hay que tener en cuenta que nuestro aliento nos delatará y que nunca debe consumirse junto a almidones, féculas o sustancias ricas en proteínas, ya que su absorción será menor. Se puede mezclar con zumo de limón, con cebollas o con cualquier fruta, lo mismo que añadir bien picado a las ensaladas, puerros hervidos, zanahorias crudas o champiñones.

Alcachofa

De ella se extrae un principio amargo, la cinarina, el cual se utiliza ampliamente para fabricar licores aperitivos y medicamentos para curar las enfermedades hepáticas o biliares.

Esta flor es muy rica en calcio, fósforo y hierro, siendo útil por su buen efecto diurético, mucho más si extraemos solamente su jugo. Posee también propiedades energéticas muy interesantes, aunque apenas conocidas por el público, ya que tiene un buen equilibrio entre sustancias nitrogenadas e hidratos de carbono.

Su uso prolongado se recomienda para tratar las enfermedades hepáticas, para purificar la sangre, descongestionar los riñones de ácido úrico y fortificar el corazón. Regula el funcionamiento de las glándulas endocrinas, especialmente el páncreas, contribuyendo a la curación de la diabetes. Equilibra el sistema nervioso y combate las infecciones intestinales. El único requisito es que hay que tomarlas muy bien cocidas, ya que si no pueden dar lugares a gases.

Otros autores la recomiendan en casos de celulitis, albuminuria de la embarazada, arteriosclerosis, diarrea, disentería, eccemas, gota, hemicránea, hipertensión, picores, psoriasis y para quitar la costra láctea de los niños.

Apio

De esta hortaliza se aprovechan todas sus partes, tanto cocidas como crudas, y su jugo da un fuerte sabor a todos los guisos. Sobre el resto de los vegetales tiene la ventaja de que conserva sus propiedades curativas aun después de cocido y en algunos aumentan, como es el caso del agua resultante de su cocción, la cual tiene más efecto diurético que sus hojas crudas.

Sus propiedades afrodisiacas son notables, así como el buen efecto tonificante que proporciona a los nervios, estando muy indicada para los casos de estrés. Combate eficazmente el exceso de ácido úrico, pudiéndose aplicar con éxito en afecciones reumáticas, gota y cólicos nefríticos. Su zumo extraído mediante licuadora cicatriza y cura las úlceras de la boca si realizamos enjuagues con él, además de ser un remedio de emergencia para la afonía o los dolores fuertes de garganta.

Como complemento de otras terapias, se debe administrar en casos de anemia o raquitismo infantil, ya que, aunque la cantidad de hierro y calcio que contiene no es muy grande, se asimila perfectamente.

Berenjena

He aquí otro producto que se hizo famoso gracias a su poder afrodisíaco y que se puede utilizar de manera similar al apio en cuanto a sus propiedades curativas. Ligeramente indigesta y algo desaconsejadas a personas artríticas, tienen como principal efecto el ser diurética. Su aceite se emplea para mejorar las afecciones reumáticas y activar la circulación sanguínea mediante ligeros masajes. Para lograrlo bastará con freír durante dos horas la piel de las berenjenas en abundante aceite, procurando que no se quemen. Después lo conservaremos en un recipiente bien cerrado de cristal.

La berenjena bien cocida es un remedio agradable para el insomnio, disminuye el colesterol sanguíneo y aumenta la producción de orina.

Friéndolas en abundante aceite durante dos horas se obtiene un aceite con el que podemos friccionar las partes afectadas por el reuma o las contusiones y tomándola cruda es un buen alimento para los anémicos.

Combina bien con los aceites y la cebolla.

Berro

Muy rico en calcio (117 mg) y fósforo (76 mg), es un componente normal en nuestras ensaladas, conteniendo también cantidades importantes de vitaminas E, A, B1 y B2. También es rico en arsénico, manganeso, cobre, cinc y azufre, siendo este último el que le hace útil para combatir afecciones del aparato respiratorio, sobre todo aquellas que cursan con gran cantidad de mucosidad. La ingestión diaria de su jugo puede curar la bronquitis crónica y la tos rebelde, ayudando a mejorar la tuberculosis pulmonar. Su papel desinfectante es similar a la penicilina, por lo que resulta interesante aplicarlo en cualquier tipo de infección.

Otras cualidades medicamentosas son la curación de la fatiga crónica, la inflamación de los ganglios linfáticos, los cálculos renales, el eccema, la diabetes y la retención de orina, salvo en los casos en que exista una seria infección que no aconseje la diuresis

Calabacín

De propiedades similares a la calabaza, nos ayudará a desintoxicar a nuestro organismo de residuos tóxicos y nutritivos, al mismo tiempo que suaviza la función intestinal y la favorece. Es muy pobre en elementos nutritivos. Se digiere con facilidad, aunque para favorecer este proceso es conveniente eliminar el agua que contiene. Se le reconocen propiedades como antitóxico, depurativo y diurético, siendo muy empleado para dietas de adelgazamiento. Es laxante, mejora la gota, el reuma, la artritis y las cistitis.

Es desintoxicante inespecífico, mejora las enfermedades en general y posee un ligero efecto sedante.

Se emplea para favorecer la curación de las afecciones renales y la eliminación de los parásitos intestinales.

Col o repollo

Su acción beneficiosa en la úlcera de estómago, gracias a su riqueza en vitamina U, es lo que le ha dado una nueva popularidad a este vegetal, siendo muy rica en vitamina C, hierro y fósforo, además de arsénico, calcio y yodo. Las coles de Bruselas, sin embargo, están contraindicadas en casos de bocio o tendencia a él, ya que contienen sustancias bociógenas. Rica en nitrógeno (1,7 gr), es válida para suministrar proteínas y su contenido en mucílago suaviza las paredes intestinales.

Cocida en abundante agua es bastante indigesta, ya que absorbe gran cantidad de líquido y por eso es mejor tomarla cruda o en ensalada, o extraer su zumo con la licuadora; así se pueden aprovechar mejor sus cualidades curativas. Si la hervimos en agua es mejor tomarnos su caldo mezclado con miel y lo podremos utilizar para curar enfermedades broncopulmonares, aunque en el calentamiento se pierdan sus componentes azufrados disueltos en su aceite.

La gran presencia de clorofila en sus hojas le dan propiedades para aumentar la hemoglobina sanguínea y tratar así la anemia, al mismo tiempo que se le suman los otros minerales que contiene, como son el magnesio, el potasio y el calcio.

Fermentada y con vino es un excelente depurativo y desinfectante del tracto digestivo, así como más nutritiva que en su estado original.

Diente de león

Es uno de los grandes olvidados en nuestra alimentación, por más que sea nutritivo y de grato sabor en las ensaladas. Se tolera perfectamente bien por los estómagos más delicados y contribuye a restablecer las funciones hepáticas y biliares deprimidas, corrigiéndose así sus consecuencias negativas, como es la celulitis, el colesterol y las malas digestiones.

Posee una buena acción cicatrizante de las llagas y ulceraciones internas, elimina los esputos de sangre internos y activa la glándula hipófisis, con lo que mejoran todas las demás.

Combina muy bien con las ensaladas, con las cebollas y los champiñones, siendo muy rico en potasio y magnesio.

Espárrago

Su principio medicinal activo es la esparraguina, la cual se encuentra concentrada en las raíces y a ella deben sus buenas propiedades diuréticas, adecuado por ello en casos de hidropesía, cálculos renales, cistitis y retención de orina.

Muy rico en vitamina A (95 mg), B1 y B2, así como en manganeso, calcio y fósforo, produce un drenaje fuerte del hígado, al mismo tiempo que esta actividad limpiadora se amplía a la piel, los ligamentos y los riñones, ayudándoles a su restauración gracias a la albúmina que contiene.

Espinaca

Aunque pobre en principios nutritivos, la espinaca es muy rica en otras sustancias minerales, entre las que destacan el hierro en forma de ferritina (lo cual asegura su absorción total aunque la cantidad ingerida sea poca), calcio, arsénico, mucílagos para lubricar mucosas y articulaciones, y yodo igualmente asimilable a causa de la presencia de saponinas.

Para que la espinaca pueda llegar a curar una anemia ferropénica hay que consumirla preferentemente cruda pues al cocerla libera el hierro, el cual se oxida y da lugar a la formación de oxalatos no digeribles y quizá tóxicos. Si la cocemos es mejor que tiremos el agua resultante y nos comamos solamente las hojas, aunque de esta manera solamente podremos aprovechar su componente celulósico y apenas quedarán sustancias nutritivas.

Además de su efecto para la anemia, es útil como laxante, mejora las defensas del organismo en caso de infecciones, ayuda a curar las heridas, forúnculos y llagas, siendo un buen alimento para niños, ancianos y embarazadas.

Guisante

Es un alimento muy rico en proteínas, hidratos de carbono y fibra, pero lo que más destaca es su contenido en hierro (2 mg), en fósforo (124 mg), en vitamina B1 (0,38 mg) y en niacina (2,2 mg).
Su contenido en potasa favorece la emulsión de las grasas, la celulosa realiza una limpieza del intestino, y sus azúcares y almidones le hacen ser un buen energético. Al igual que el resto de los vegetales, muy cocido pierde la mayoría de sus propiedades.

Judía verde

Su gran contenido en clorofila proporciona buenas propiedades para el cansancio crónico, a lo que habría que añadir su efecto diurético, depurativo de la sangre y para los que padecen enfermedades del hígado.
Es bastante rica en proteínas, aunque pobre en hidratos de carbono, y posee cantidades significativas de vitamina B y C. Se suele utilizar como calmante de la tos, para combatir la disentería y los vómitos.

Lechuga

Es bastante rica en vitaminas A, C y E, así como en sales minerales de fósforo, potasio, carbonato, cloro, calcio, sulfatos, cobalto, arsénico, yodo, cobre, hierro, manganeso, cinc y magnesio. Otro componente altamente interesante son los esteroles, sustancias precursoras de las hormonas sexuales, siendo recomendable para todas aquellas personas que quieran dar un nuevo empuje a sus glándulas endocrinas.

La presencia de lactuario hace que el consumo de lechuga deba realizarse con prudencia, ya que por su componente hipnótico altamente activo puede dar lugar a somnolencias en personas que conducen vehículos o que necesitan simplemente estar activos. Por tanto, es mejor consumirla solamente a la hora de irse a dormir. Este principio activo, similar al opio, puede utilizarse con beneficio en personas altamente excitables, que padezcan dolores neurálgicos, palpitaciones cardíacas, tos nerviosa incontrolable o espasmos viscerales.

Por lo demás, combate la acidez sanguínea, activa la diuresis, limpia los intestinos, regula la tensión arterial y es un buen aperitivo.

Pepino

Es un alimento típico del verano, ya que la gran cantidad de agua que contiene (96 por 100) le hace ser muy indicado para restaurar las pérdidas de líquidos por el calor, aunque apenas contiene elementos nutritivos en cantidad, salvo la vitamina C.

Sus efectos medicinales son muy diversos y comprenden: neutraliza la acidez de estómago, sangre y orina, es un buen laxante, favorece la curación de la úlcera de estómago y, mezclado con pan integral, es un remedio eficaz para depurar el hígado y curar a los gotosos y artríticos. La única contraindicación es que no se debe emplear cuando existan enfermedades de las vías urinarias, ya que las irrita.

Localmente es muy apreciado en cosmetología, utilizándose para revitalizar y suavizar el cutis, ya que además de la acción local que produce parece ser que logra estimular zonas internas de nuestro organismo, tales como las glándulas suprarrenales y el sistema nervioso. Por tanto, la mejoría externa puede verse ampliada al pelo, las uñas e incluso al sistema nervioso. Combinado con zumo de limón, zanahoria y aceite de oliva es inmejorable para los masajes vertebrales y cutáneos.

Perejil

Es una de las plantas aromáticas más conocidas y, sin embargo, de las que menos se aprovechan sus cualidades curativas. Antiguamente se le consideraba una forma de apio y, aunque pertenece a la familia de las umbelíferas, lo cierto es que ni su sabor ni sus propiedades son similares. Antiguamente era utilizada ampliamente por los romanos y los griegos, tanto como condimento, como desinfectante para heridas o diurético.

Se puede plantar en una simple maceta casera y tendremos así una imprescindible hierba alimentaria y curativa a nuestro alcance. Se siembra en primavera y florecerá entonces al principio del verano, dando lugar a unos tallos de no menos de veinte centímetros de altura. Hay que procurar que no le dé el sol de plano.

Su contenido es rico en provitamina A y sus principios activos son el apiol, ácido palmítico, apigenina, miristicina y aplina. Las semillas contienen cantidades importantes de vitamina B1 B2, PP, E, rutina y vitamina C. Así mismo, contienen fósforo, calcio, hierro y azufre. Esta mezcla le confiere, por tanto, propiedades como antiescorbútico, antianémico, antianoréxico, diurético, emenagogo, colagogo y sedante. Su consumo, pues, es obligado tanto en las comidas como en infusión, pudiéndose comer indistintamente las raíces, las hojas o las semillas.

Sus aplicaciones curativas son:

Como diurético, su acción es muy fuerte y es capaz de lograr lo que otros productos químicos no pueden hacer, con la ventaja de aportar, además, el resto de sus elementos nutrientes. Debe ser consumido por cualquier persona que retenga líquidos, ya a causa de problemas prostáticos, nefríticos, cardiopatías o, simplemente, obesidad. La dosis en infusión es cada tres horas en caso de retenciones hídricas serias, y en casos más leves, como la celulitis, bastará con tomar una infusión detrás de cada comida.

Retraso de la menstruación: Es recomendable es tomarlo cuando exista un retraso en el período, ya que su efecto emenagogo es muy potente y, así mismo, quita los dolores de las dismenorreas (menstruaciones dolorosas.) Dosis altas pueden ser abortivas.

Lactancia: Tiene un potente efecto galactófugo, esto es, que detiene la producción de leche si se aplica una cataplasma sobre el pecho. Por este motivo las mujeres que lactan deben tener la precaución de no condimentar sus alimentos con demasiado perejil, aunque por vía digestiva su acción en ese sentido es muy pequeña.

Dolor de muelas: Es un remedio muy antiguo que consiste en mezclar perejil, aceite y sal e introducirlo en el diente enfermo. El dolor desaparecerá lentamente, al mismo tiempo que se comienza a curar la posible infección. Mezclado con clavo o su esencia, aplaca el dolor de muelas más rebelde.

Conjuntivitis: Se puede aplicar el perejil sin cocer metiéndolo en un trapo y retorciéndolo para extraer su jugo, el cual será aplicado directamente en los ojos. En caso de que escueza se debe diluir con agua hasta encontrar la forma idónea. También se puede realizar una infusión y aplicarla directamente para lavados o como colirio. Es totalmente inocuo y sus efectos son extraordinarios.

Otras aplicaciones igualmente importantes:

Para los cabellos quebradizos macerar en alcohol de 40° un puñado de perejil, junto con otro de ortigas, durante una semana. Pasado este tiempo, friccionarse una vez por día el cuero cabelludo.

Para el cutis agrietado por el frío o con tendencia a rojeces, se realiza una infusión y se aplica directamente sin secarse.

Hemorragia nasal: Se introduce una torunda de algodón empapada en zumo de perejil en la fosa afectada.

Acidez de estómago: Hay que beber una infusión de semillas al terminar cada comida y sazonar los platos con la hierba fresca.

Hepatopatías: Hervir durante cinco minutos manzanilla y raíces de perejil y tomarlo bien caliente varias veces al día. También se le puede añadir achicoria y miel en casos más agudos.

Finalmente, he aquí una breve relación de otras enfermedades en las que también puede ser útil el perejil: Abscesos y heridas (en cataplasma), contusiones, hipertensión arterial, parásitos en los genitales (mezclar las semillas con aceite de oliva), meteorismo y flatulencias intestinales, así como en las picaduras de insectos.

Pimiento

Al igual que el perejil, encierra una gran cantidad de vitamina P, por lo que está muy indicado en problemas de circulación de retorno, piernas pesadas, hemorroides, flebitis, así como en trastornos de la coagulación, acción que se ve reforzada por la presencia de la vitamina K y la C. Elimina la acidez de estómago, al que tonifica y estimula su secreción, lo mismo que hace con el hígado. Es de gran utilidad en los procesos reumáticos, artríticos, gotosos y tuberculosos, así como para estimular la producción de bilis y eliminar el exceso de grasas que aún permanezcan en el estómago.

Localmente, y mezclado con zumo de limón y pepino, hace desaparecer las manchas y granos de la piel. Esta misma mezcla se puede utilizar para realizar gargarismos y aliviar así los dolores de garganta.

Puerro

Similar a la cebolla, el puerro también contiene una sustancia sulfonitrogenada con propiedades antisépticas, lo que le hace especialmente útil en las enfermedades broncopulmonares.

Es muy rico en hidratos de carbono, así como en calcio, hierro y fósforo, y estas propiedades tampoco se pierden cuando es sometido a cocción. Bien tolerado incluso por estómagos delicados, su contenido en celulosa y mucílago ejerce una fuerte labor de limpieza en el intestino, además de que ahuyenta toda clase de bacterias patógenas.

Combina muy bien con productos farináceos y con patatas, siendo especialmente útil para estimular las glándulas suprarrenales y el sistema nervioso. Mantiene las vías urinarias libres de arenillas y mejora el estado general de los hipertensos y arteriosclerosis.

Remolacha

Es un alimento eminentemente energético a causa de su gran contenido en azúcares y sales minerales, siendo su valor nutritivo similar a la zanahoria. Su azúcar natural es fácilmente asimilable y es potenciado por el alto contenido en magnesio, fósforo, vitamina A y C, habiéndose utilizado durante siglos para la curación de la diabetes, las neuritis, afecciones hepáticas y del aparato digestivo, e incluso la tuberculosis y la leucemia, por más que la presencia de un elemento radioactivo, el rubidio, pudiera hacer pensar lo contrario.

Hay que consumirla preferiblemente cruda, pero perfectamente lavada, ya que suele acumular gran cantidad de nitritos.

Tomate

Una de las hortalizas más ampliamente utilizadas y aunque es algo ácida cuando llega al estómago genera alcalinos merced a la acción de los fermentos digestivos. Su riqueza en vitaminas A, B y C, así como en sales (citratos, tartratos y nitratos), le hacen ser un alimento bien asimilado incluso cuando se toma crudo y entero, con toda su piel y semillas.

Su abundancia de sales minerales, entre las que no falta el potasio, mitiga eficazmente la acidez de estómago, estimula el apetito, lucha contra la anemia infantil, combate el raquitismo y ayuda a calmar los nervios, favoreciendo el sueño. También elimina llagas y ulceraciones internas y evita la acumulación excesiva de los metabolitos de la fatiga, comportándose como un buen alimento para retardar el cansancio de los deportistas. Es desintoxicante de los tejidos vasculares, en los cuales ejerce una buena acción de limpieza de sus paredes; neutraliza la acción pútrida de ciertos alimentos en malas condiciones, facilita la digestión de los almidones, y en forma de gárgaras combate la difteria, además de ejercer un buen efecto laxante. Localmente, y junto al aceite de oliva, se aplica en forma de cataplasma para mejorar úlceras cutáneas, y añadido a otros vegetales facilita su digestión.

No debe mezclarse con leche, queso, frutas dulces, chocolate, limón, miel ni productos de pastelería.

Zanahoria

Conocida desde siempre por su buen efecto contra las diarreas y para mejorar la visión nocturna, la zanahoria es capaz de luchar contra las enfermedades intestinales más rebeldes, incluidas aquellas que cursan con hemorragias o úlceras abiertas. Sus propiedades cicatrizantes de la úlcera de duodeno son especialmente conocidas y suele mejorar lo que la medicina no logra a veces.

Aunque tiene un buen efecto para cortar las diarreas, tanto en jugo como cruda o cocida, lo cierto es que también favorece la evacuación gracias a su contenido en pepsina, lo que estimula la función hepática y el peristaltismo intestinal.

Fluidifica la bilis facilitando así la digestión de las grasas, estimula el crecimiento gracias a la riqueza en vitaminas A y B, y es capaz de curar la mayoría de las anemias a causa de su contenido en óxido de hierro, potasio, ácido fosfórico, calcio, magnesio y sodio.

Su pigmento, la carotina, es un buen remedio contra la caries dental cuando se toma cruda y a su vez estimula la función de las suprarrenales, mejorando las defensas naturales contra las infecciones.

Es un alimento insustituible en las crisis de acetona, tanto de lactantes como de diabéticos, y contribuye a la renovación de la sangre así como a aumentar el contenido de hemoglobina. Tomada con miel o zumo de limón alivia la tos rebelde en las bronquitis.

LAS FRUTAS

Albaricoque

Fruto del albaricoquero, el cual procede de China, ha sido el fruto más renombrado desde aquella famosa novela "Horizontes perdidos", en la cual se narraba la longevidad tan extraordinaria de los habitantes del Sangri-la, consumidores asiduos del albaricoque.

De forma casi redonda y piel aterciopelada, el albaricoque posee una carne sabrosa, poco ácida, y en cuyo interior se encuentra una nuez de sabor un poco amargo pero de grandes propiedades curativas. A pesar de tener fama de indigesto, si se come bien maduro y se mastica correctamente no existen problemas.

Es muy rico en vitamina A y cien gramos proporcionan la mitad de los requerimientos diarios. También es rico en potasio y hierro, pudiéndose por tanto ser aplicado para curar anemias rebeldes, siendo sus efectos comparables al hígado de ternera. También es útil para los enfermos del estómago e intestinos, salvo que padezcan fenómenos dispépticos, siendo útil para corregir diarreas. En estado seco, junto a su piel (orejón), es adecuado para el estreñimiento.

Es una fruta muy adecuada en niños que padezcan raquitismo o problemas en el crecimiento, lo mismo que para combatir momentos de decaimiento, falta de apetito, insomnio y algunos estados depresivos.

Localmente son muy apreciadas sus propiedades como mascarilla facial de rejuvenecimiento.

Almendra

Aunque existen dos variedades, la dulce y la amarga, solamente se recomienda la dulce, ya que la otra puede dar lugar a fenómenos tóxicos si es mal utilizada.

Es muy rica en proteínas, conteniendo también gran cantidad de fósforo y sales minerales, fortalecedoras de los huesos y el sistema nervioso. Su gran valor nutritivo las puede hacer indigestas si se comen en demasía, no siendo recomendable por tanto tomar más de quince diarias ni mezclarlas con carne, ya que aumentaría la cantidad de proteínas consumidas. Cuando así lo deseemos, no hay problema en sustituir la carne o el pescado por una cantidad equivalente de almendras, en la seguridad de que tendremos nuestra ración de proteínas correcta.

Ideal para climas fríos por su riqueza en grasas instauradas, es útil también para llevarla en largas excursiones y acampadas, ya que se conserva perfectamente, es nutritiva y no suele dar problemas estomacales. Si la mezclamos con zumo de naranja, con el pan integral o con las manzanas, obtendremos también un alimento más completo que la leche.

Una bebida muy popular es la leche de almendras, la cual se extrae de la almendra puesta previamente en remojo y triturada, a la que se le puede añadir un poco de miel para endulzarla. Esta bebida puede tomarla toda clase de personas, incluidos lactantes y ancianos, ya que es un estupendo y completo alimento que nos refresca en verano, proporciona calorías para los días fríos, nos ayuda a soportar las duras pruebas de los exámenes escolares y combate la aparición del estrés. La leche de almendras está especialmente indicada en estómagos delicados, hepatopatías y diabetes.

Localmente se utiliza su aceite, el cual es útil para desmaquillar, regenerar la piel reseca por el sol, combatir las quemaduras, curar ciertos tipos de eccemas y, bebido, para combatir el estreñimiento.

Avellana

Es el fruto más rico en grasas insaturadas, con la ventaja sobre el resto de su buena digestibilidad.

Contiene una gran cantidad de elementos nutritivos, entre los que están la vitamina A, el calcio, el magnesio, el fósforo, el potasio, el hierro y el cloruro sódico, así como una cantidad considerable de hidratos de carbono, constituyendo un alimento extraordinario para esfuerzos de corta y larga duración.

Está especialmente indicada en las personas desnutridas que comen muy poco (hepáticos, tuberculosos) y en todas aquellas personas enfermas sometidas a un régimen pobre en residuos o que convenga darles poco volumen alimentario. Por contra, está desaconsejada en los enfermos de hipertensión arterial.

Cacahuete

Este fruto seco consumido en abundancia en reuniones, bares o guateques, suele tener bastante mala prensa a causa de su contenido en grasas, lo que induce a creer que puede producir obesidad. Loc ierto es que contiene en cada cien gramos 47 gr de grasas, 28 gr de proteínas, y 18 de hidratos de carbono, así como 46 mg de calcio, 415 mg de fósforo, 3 mg de hierro, 0,24 miligramos de vitamina Bl, 0'14 mg de B2, 19 mg de PP y 1 mg de C.

Está especialmente indicado en aquellas personas sensibles al frío o que deban tomar grasas para asegurarse la absorción de las vitaminas liposolubles (A, D, E, F y K), así como para aliviar los cólicos hepáticos y las diarreas.

El aceite que se extrae de su fruto se utiliza para dar masajes musculares con el fin de que aumenten de volumen los músculos así tratados (esto es aplicable igualmente a los pechos femeninos) y para restituir la lozanía de los cutis castigados por cosméticos o jabones.

Cereza

Es un fruto muy jugoso, de sabor dulce, y de cuyo hueso se extrae un aceite muy utilizado.

En cien gramos de alimento contiene 1,2 gr de proteínas, 0,4 gr. de grasas, 14,6 de hidratos de carbono, 0,5 gr. de fibras, 19 mg de calcio, 19 mg de fósforo, 0,5 mg de hierro, 100 mg de vitamina A, 0,05 mg de Bl, 0,06 mg de B2, 0,3 mg de PP y 10 mg.de C.

Como medicamento es útil aplicarla como laxante, en la acidez de estómago y para eliminar cálculos hepáticos. Tomada regularmente elimina cualquier tipo de parasitosis intestinal, incluida la tenia. Abre el apetito, limpia la piel de impurezas y mejora la fijación de oxígeno en los tejidos.

Su alto contenido en levulosa le confiere buenas propiedades en aquellas personas que requieran un azúcar sano y energético, siendo aconsejable igualmente para los diabéticos, ya que su azúcar es bien tolerado y contribuye a que no aumenten de peso, pues posee buenos efectos para combatir la obesidad.

Rica en sales minerales, celulosa y agua, se puede utilizar incluso los rabillos, con los que se prepara una tisana que nos mejorará la memoria, las enfermedades artríticas y todas aquellas en las que sea necesaria una gran cantidad de orina, ya que posee un buen efecto diurético. No hay que mezclarla con frutos secos o verduras.

Ciruela

La ciruela claudia, ya sea verde o dorada, hay que comerla bien madura, ya que si no es así es muy indigesta.

Contiene 12 gr de hidratos de carbono, 0,6 gr de proteínas y 0,2 de grasas, así como una cantidad considerable de azúcar cuando está seca (44 por

100). También es rica en vitamina A (13 mg), hierro, calcio, magnesio, potasio, sodio y manganeso, pero pobre en vitaminas del grupo B y C.

Se recomienda consumirlas solas, mejor en ayunas, o en su defecto antes de las comidas, cuando queramos aprovechar al máximo su buen efecto laxante, y después de las comidas cuando se trate de enfermos de estómago delicado.

Son útiles para los enfermos hepáticos o con cuadros de intoxicación diversa, así como en el reumatismo, gota, arteriosclerosis, escasez de orina y cualquier caso de sobrecarga nerviosa o intelectual.

Dátil

Es una de las frutas más completas en cuanto a cualidades nutritivas y con la cual se alimentan ciertas tribus nómadas durante largos períodos. Fruto del datilero o palmera datilera, este árbol crece en zonas desérticas de África y Asia, alcanzando en algunas zonas, como Argelia, Túnez y Egipto, cultivos enormes que son distribuidos posteriormente a todo el mundo.

Extraordinariamente rico en hidratos de carbono complejos, y por tanto directamente asimilables, es un alimento calórico por excelencia (255 calorías y un total de 60 gr de carbohidratos), así como muy rico en fibras (2,7 mg.) La escasa cantidad de grasas (0,4) así como de proteínas (1,4) le hacen ser un alimento especialmente energético, indicado para deportistas o personas debilitadas. Su valor nutritivo aumenta cuando se le consume seco o semiseco, variedad ésta que es la más habitual en el comercio.

Entre sus propiedades curativas están la de ser un buen mucolítico en los trastornos de aparato respiratorio y también un regulador del peristaltismo intestinal, gracias a su efecto laxante.

Fresa

Junto a su variedad del bosque, la frambuesa, es uno de los frutos más apreciados en la buena mesa, dando categoría a una buena comida, como lo demuestra el hecho de que numerosos reyes y emperadores la incluían en sus banquetes de manera obligada.

La diferencia con el fresón está en la mayor cantidad de agua que éste contiene, aunque el sabor quizá sea algo más intenso en la fresa común. Al igual que la mayoría de las frutas es muy rica en azúcar (6,5 por 100), en hidratos de carbono (65 por 100), en fibra (1,3 por 100) y pobre en grasas (0,3 por 100).

Además del azúcar, las sales minerales están presentes en buena cantidad, destacándose el hierro, el fósforo, el calcio (29 mg) y en menor proporción el sodio, magnesio, azufre, sílice, potasio, bromo y yodo. Referente a las vitaminas, nos encontramos con una cantidad alta de vitamina C (70 mg), algunas del grupo B, así como la E y la K, esta última de buenos efectos antihemorrágicos.

La experiencia le atribuye propiedades para alargar la vida, depurar la sangre y como revitalizador general, a la vez que contribuye a mantener la lozanía y tersura del cutis (elimina las arrugas), así como facilitar la diuresis.

Otros efectos a tener en cuenta serían la curación del reuma, ya que es rica en ácido salicílico, ser laxante y abrir el apetito si la utilizamos como aperitivo. También se la utiliza para mejorar a los tuberculosos, los anémicos, para combatir los resfriados y catarros, así como para descongestionar el hígado. Solamente deben tomarla con precaución las personas propensas a las alergias y las que padecen de dispepsias o gases con frecuencia.

Higo

Incluso Homero nombraba ya las higueras en la *Odisea,* árbol que se hace viejo con una rapidez extraordinaria y que crece en zonas templadas.

El higo es un alimento energético por excelencia y los atletas griegos lo utilizaban para mejorar sus marcas, así como también ha formado parte esencial de la dieta de los cargadores de muelle y campesinos de todo el mundo mediterráneo. Consumido fresco, bien maduro, es muy digestivo y suelta un látex que le confiere propiedades suavizantes de la mucosa gástrica. Sin embargo, será el higo seco el preferido de las gentes, ya que sus cualidades nutritivas aumentan grandemente, al igual que ocurre con todas las frutas ricas en azúcar que se dejan secar.

Las diferencias cualitativas entre ambos higos son las siguientes:

	Frescos	Secos
Calorías	52,0	277,0
Carbohidratos	12,0	62,0
Grasas	0,0	1,2
Proteínas	1,0	4,0
Celulosa	1,23	8,0
Calcio	0,05	0,16
Fósforo	0,03	0,1
Hierro	0,0	29,0
Vitamina A U.I.	0,0	45,0
Vitamina B1	0,0	0,0
Vitamina B2	0,05	0,10
Vitamina C	2,0	0,0

Una comida integral completa, altamente nutritiva, puede estar compuesta por higos secos, almendras y pan integral. Una aproximación a esto lo tenemos en un alimento llamado pan de higo, el cual desgraciadamente apenas se consume.
Su principal virtud curativa es su efecto mucolítico y expectorante, así como en la capacidad de anular la tos rebelde. Para ello se coge medio kilo de higos secos y se ponen a cocer junto con un litro de vino tinto durante el tiempo necesario hasta que el vino

desaparezca. Resulta más completo si le añadimos miel de romero. Una vez finalizada la cocción nos encontraremos con una especie de puré consistente, el cual se puede tomar perfectamente, ya que su sabor es muy agradable. Si se toma por la noche, el enfermo dormirá prácticamente sin molestias pulmonares y a la mañana siguiente habrá desaparecido la mayor parte de las mucosidades, así como la fiebre.

Otras propiedades son: laxante, inflamaciones intestinales, depurativo de la sangre, tónico, diurético, antiinflamatorio urinario y pectoral. Localmente, en forma de cataplasma, sirve para hacer madurar abscesos y forúnculos.

Limón

El limón quizá empezó su reconocida fama de alimento curativo gracias al doctor Gregorio Marañón, el cual decía que era indispensable su presencia en cualquier hogar, particularmente donde hubiera niños, llegando a recomendarlo incluso mezclado con la leche. Anteriormente, el premio Nóbel de Medicina Euler descubrió en él una importante vitamina antineumónica, llamada más tarde vitamina C.

Su composición es la siguiente: agua fisiológica 90 por 100, azúcar 0,90 por 100, calorías 29, proteínas 0,6 gr., grasas 0,6 gr., hidratos de carbono 8,1 gr., fibras 0,6 gr., calcio 41 mg, fósforo 15 mg, hierro 0,7 mg, vitamina B1 0,06 mg y vitamina C 51 mg

Su reputación como medicina está muy extendida, lo mismo que sus contraindicaciones y virtudes. Se dice en su contra que descalcifica (solamente mirando su contenido en calcio se verá que esta aseveración no tiene fundamento), que corroe el esmalte dental (utilizado como dentífrico cotidianamente puede llegar a desgastarlo) y que provoca acidez de estómago (justo al contrario, ya que una vez que llega al estomago se transforma en un potente alcalino).

En la cocina tiene un buen papel como condimento, ya que añadido a las carnes les da mejor sabor, lo mismo que cuando sustituye al vinagre en las ensaladas. Es también indispensable en la elaboración de dulces, entre ellos el arroz con leche.

Las precauciones que tenemos que adoptar al tomar el limón es utilizarlo preferentemente en forma de zumo, junto con la fibra blanca que le acompaña, y aquellas personas a las cuales les da dentera o que tengan miedo de su esmalte dentario que lo beban con una pajita.

Sus propiedades curativas son éstas:

Para combatir la fragilidad capilar que provoque hemorragias de encías, retraso en la coagulación sanguínea y varices hemorroides. Para disminuir la viscosidad sanguínea y por tanto para bajar la tensión arterial, así como para mejorar la permeabilidad de los capilares y lograr así un intercambio nutritivo más eficaz. Como disolvente del ácido úrico acumulado en exceso en artritis, gota y reumatismos; preventivo y curativo de las enfermedades invernales o producidas por virus; antioxidante en las curas de rejuvenecimiento; bactericida en infecciones tipo difteria o tifus; depurador del hígado y los riñones, así como para efectuar una limpieza intestinal, por más que también tenga un efecto antidiarreico importante. Para combatir los ardores de estómago matutinos, ya que el ácido cítrico que posee al llegar al estómago se descompone dando lugar a carbonatos, los cuales son fuertemente alcalinos.

Localmente se puede utilizar para limpiar la piel grasa o llena de puntos negros, para aclarar el pelo graso, para las manos sensibles al frío, los sabañones, cicatrizar heridas y desinfectarlas, antiséptico en infecciones de garganta y como sudorífico mezclado con miel en los resfriados.

Manzana

Aunque otras frutas estén tratando de quitarla de su puesto como reina indiscutible, lo cierto es que las virtudes de la manzana no pueden ser superadas por ninguna otra, como tampoco pueden ser superadas sus propiedades curativas.

Tan antigua es que incluso ya se la conocía en la prehistoria y el manzano estaba presente en la Biblia, aunque en esta ocasión para perder a la humanidad, según dicen. La mitología tampoco la ha dejado de lado y nos dicen que Venus entregó tres manzanas de oro a Hipómanes para que éste, por fin, pudiera hacer el amor con Atlanta. Estas manzanas doradas salían de un árbol único en el mundo y hasta Hércules emprendió un largo viaje para encontrarlo, aunque no le fue fácil alcanzarlo, ya que dicho árbol estaba custodiado por un enorme y voraz dragón. Afortunadamente para él, la oportuna intervención de las vírgenes doncellas del lugar le hicieron con tan preciado tesoro.

Aunque se conocen cerca de dos mil variedades de manzanas podemos dividirlas solamente en dos, según sea su grado de acidez, estando las menos ácidas como las más apropiadas para el consumo y las otras para la fabricación de sidras y espumosos.
Es una fruta de piel suave, fina y lisa, de pulpa maciza y homogénea, y con un corazón en el cual se alojan las semillas en cinco compartimientos. Las extraordinarias propiedades de su piel hacen que se pueda conservar perfectamente en frigorífico y así gozar de su consumo en cualquier época del año.
La variedad conocida como "perón", a causa de su forma de pera y de color blancuzco, no es ácida y su sabor es altamente agradable. De propiedades muy diferentes al resto, su cultivo se está generalizando cada vez más, ya que parece ser que está polarizada magnéticamente, lo que le confiere unas propiedades muy interesantes, entre las que no falta su perfecta compatibilidad con el resto de los alimentos, incluidas las hortalizas y las féculas. También es apta para cualquier tipo de enfermo o de carácter.

Las propiedades medicinales de la manzana, sin embargo, están más en función del resto de sus componentes que de sus complejos vitamínicos. Así, nos encontramos con que su extraordinaria riqueza en potasio le confiere propiedades diuréticas importantes y con ello se eliminarán concentraciones anormales de ácido úrico, por lo que resulta interesante comerlas después de la carne. El potasio también es útil para el buen funcionamiento del tono muscular, corregir los excesos de cloruro sódico y mantener en buen funcionamiento al bazo e hígado, mucho más si se le administra en jugo, ya que así descongestiona el hígado.

La propiedad de eliminar ácido úrico hace que la manzana sea un adecuado alimento para la curación de la gota, calmando rápidamente los ataques mejor que ningún fármaco, lo mismo que mejora los casos crónicos de artritis debidos a la misma causa.

Su alto contenido en fibra (celulosa) produce un aumento de los movimientos peristálticos y su pulpa, así como su piel, contribuye a curar los casos más rebeldes de estreñimiento. Un dato curioso es que también cura las diarreas merced a su contenido en pectina, agente gelificante con efectos antitóxicos y, además, contribuye a la formación de lisozima, una distasa que destruye las bacterias intestinales patógenas.

Esta acción normalizadora de la flora intestinal se ve reforzada por la presencia del ácido málico, el cual actúa como desinfectante y acidificante de la flora intestinal, normalizándola. El ácido tánico contenido en su fruto complementa esta acción antidiarreica al formar una película protectora en la mucosa del intestino, aislándola de la acción irritante de ácidos, productos químicos y bacterias. La eficaz acción de la manzana sobre el aparato digestivo la hace igualmente útil en la lucha contra la colibacilosis e incluso el paratifus, así como en la curación definitiva de la úlcera gástrica y duodenal.

La conveniencia de utilizar la manzana cruda, cocida o rallada, está en su grado de tolerancia y parece ser que la cruda es útil para las personas sanas y estreñidas; la cocida para aquellos que padecen dispepsia, gastritis, úlceras, colon irritable, diarreas o gastroenteritis, y quedando la rallada como el mejor medio de curar diarreas agudas. Cuando se trate de problemas febriles o exceso de ácido úrico será más conveniente dar tisanas del jugo fresco o el producto de hervir las semillas o la piel.

Otras propiedades curativas de interés se centran en la prevención de la arteriosclerosis y los infartos, en la mejora de la diabetes, en la cura de la anemia, en la prevención de gripes y demás infecciones virales, en la limpieza de la dentadura, así como en la descongestión del aparato pulmonar.

Naranja

Originaria de China, es hoy en día en España nuestro fruto más popular, llegando a ser considerada como una fruta de la salud, siendo muy normal el clásico desayuno a base de un zumo de naranja, en lugar del café.

Lo cierto es que pocos zumos existen que proporcionen una sensación tan agradable al beberlo como el zumo de naranja, aunque no conviene tomarlo excesivamente diluido sino con cierta cantidad de pulpa o fibra.

Su composición es la siguiente: hidratos de carbono 10 gr., proteínas 0,8 gr., grasas 0,2 gr., calcio 34 mg, fósforo 20 mg, hierro 0,7 mg, vitamina A 13 mg, vitamina C 50 mg, así como cantidades pequeñas de vitamina B y una presencia importante de rutina (vitamina P), la cual es de una importancia vital en el estado de nuestras arterias y venas. Entre otras sales minerales se encuentran el potasio, sodio, cobre, cinc, manganeso y bromo.

Sus utilidades como medicina son bastante bien conocidas y entre ellas están su poder curativo y preventivo de la gripe y el de actuar favorablemente en la eliminación del cansancio primaveral, el cual se cura con la ingestión diaria de cuatro o cinco naranjas. Contribuye a normalizar los tiempos de coagulación sanguínea, impide la formación de cálculos hepáticos, biliares o renales al neutralizar el ácido úrico responsable de su formación, descongestiona el páncreas (recomendada por tanto a los diabéticos), el hígado y los intestinos, eliminando la lengua pastosa o saburral de las mañanas. También contribuye al crecimiento correcto de los niños, evita la formación de hemorroides, corrige el estreñimiento, estimula el apetito, es refrescante en verano, ayuda a curar las intoxicaciones por metales pesados y mejora la obesidad y diabetes.

Localmente, realza la belleza de la piel en las mujeres, elimina arrugas, endurece los senos y limpia de impurezas.

Pera

Es otra de las frutas más antiguas y de la cual ya se hablaba como alimento curativo, principalmente por su contenido en pepsina y tatino, lo cual la hace muy indicada para una gran variedad de padecimientos del aparato digestivo.

Contiene 15 gr de hidratos de carbono, 0,3 gr de proteínas y 0,2 gr de grasas, siendo bastante pobre en minerales (solamente 6 mg de calcio y 10 de fósforo), aunque dada la gran variedad de ellos da como resultado un alimento interesante, destacando la presencia de hierro, sodio, magnesio, azufre, potasio, cloro, cobre, yodo, arsénico y manganeso. Respecto a las vitaminas encontramos cantidades pequeñas de A, B1, B2, PP y C.

Sus aplicaciones se centran principalmente en las afecciones del aparato digestivo, especialmente en aquellas personas que suelen tener la digestión muy lenta o cuyos organismos debilitados por otras enfermedades aconsejan que la digestión se acelere y se realice correctamente.

Los diabéticos pueden tomarla, ya que contiene levulosa, lo mismo que los hipertensos, pues se ha comprobado que contribuye a bajar la tensión arterial y favorecerá la diuresis. También es útil en casos de reumatismo, gota, anemia y afecciones hepáticas, sin olvidar la cura del estreñimiento. Su efecto para curar el nerviosismo y su acción revitalizadora sobre las glándulas endocrinas son bien conocidos.

Piña

Fue Cristóbal Colón quien primero habló de este fruto en el año 1493 durante su viaje a la isla Guadalupe, confundiéndola con la piña del *Pinus plnea*, lo que dio lugar a que se llamara desde entonces piña a lo que en realidad era la *bromelia ananas*, más conocida como nanas, planta de origen silvestre bastante nociva, pero que los sucesivos cultivos, trasplantes y selecciones le han convertido en un fruto exquisito.

Su pulpa es de color amarillento, de una fragancia que traspasa incluso su dura coraza exterior, pero hay que consumirla ya madura porque es entonces cuando posee todas sus cualidades nutritivas y enzimáticas. Tomada en conserva, con almíbar rico en azúcar blanco, no es una fruta recomendable, ya que así pierde la mayoría de la vitamina C, parte del complejo B que se escapa al zumo y también se destruyen casi todas las enzimas que le han conferido justa fama de medicamento, como ahora veremos.

Su composición es rica en vitaminas, entre ellas la A (200 U.I.), la C (24 mg), la B1 (0,09 mg) y la PP (0,31 mg). También es muy rica en sales minerales como calcio, hierro, fósforo, sodio, yodo, azufre, cloro y magnesio, todos en proporciones altas. Contiene cantidades importantes de sacarosa (12 por 100) y glucosa (3,5 por 100), así como ácido cítrico y málico.

Si todos estos elementos nutritivos ya la confieren categoría de buen alimento, el resto de sus componentes la hacen ser un excelente producto medicamentoso, especialmente en los trastornos digestivos. Es la única fruta que contiene un enzima denominado ananasia, el cual actúa sobre los procesos digestivos disminuyendo su duración, aunque para ello es mejor consumirla antes de comenzar a comer. La ananasia tiene una fuerte propiedad proteolítica capaz de digerir los prótidos, sustituyendo con ventaja al ácido clorhídrico, lo que ha dado lugar a que se incorpore a numerosos productos farmacéuticos con el nombre de bromelina.

Sus propiedades curativas son éstas:

Favorece el desarrollo óseo de los niños, mejora los procesos reumáticos y artrósicos, así como la gota, gracias a su efecto favorecedor en la eliminación del ácido úrico (para esto, hay que tomarla después de comer carne.) Blanquea los dientes en formación, estimula la función hepática y pancreática, fluidifica la mucosidad branquial, y entona el estómago refrescándolo, cicatrizando y eliminando los fenómenos de putrefacción, ya que también restaura la flora intestinal. Mezclada con la remolacha, cura las afecciones de garganta y tomada en ayunas hace bajar de peso. También es muy recomendable utilizarla en zumo en caso de fiebres, decaimiento matutino, neurastenia e intoxicaciones en general.

Otras aplicaciones igualmente interesantes se cifran en la curación de la amenorrea (carencia de menstruación), en el asma emocional y las hemorroides. Localmente se puede hacer una buena mascarilla de belleza.

La única contraindicación sería el exceso de acidez estomacal, pero aun así se puede tomar muy diluida en agua.

Plátano

Se le considera más un alimento energizante que curativo, aunque su aplicación en los enfermos debilitados es muy útil, siempre y cuando se ponga especial cuidado en que estén bien maduros y que se mastiquen largamente para asegurar una buena insalivación, llegando a afirmarse que hay que digerirlo en la boca, no en el estómago.

Es muy rico en hidratos de carbono (23 gr de cada cien) y proporciona muchas calorías, pudiéndose considerar un elemento nutritivo de primer orden adecuado para todas aquellas personas sometidas a gran esfuerzo físico, especialmente los deportistas.

Su consumo aumenta el volumen muscular y, por tanto, el peso, que revitaliza fuertemente, al mismo tiempo que refuerza los huesos y dientes. Garantiza el buen funcionamiento hepato-biliar, descongestiona el bazo, disminuye la excitabilidad neuro-muscular, revitaliza el sistema nervioso sobrecargado por los estudios y el estrés, mejora la gastritis y diarreas leves. También, alcaliniza la sangre en las nefritis y uremias, aumenta el volumen sanguíneo sin espesarlo, ayuda a la curación rápida de la anemia, aumenta la secreción de leche materna y mezclado con leche nos ayudará a bajar de peso.

Uva

Originaria de Asia, ha sido considerada por todos los pueblos como la fruta más preciada, siendo incluida por los antiguos romanos y griegos en todos los banquetes de la nobleza. Las primeras dinastías faraónicas y babilónicas ya la conocían y se atribuía su cultivo al dios Osiris egipcio y al dios Baco latino. La Biblia también habla de ello y nos dice que Noé lo plantó siete años después del diluvio universal, pero que mezcló su raíz con sangre de león, cordero, cerdo y mono, con el fin de hacerla más sabroso.

Se conocen actualmente casi seiscientas variedades de uvas diseminadas por todo el mundo, aunque la mayoría de ellas se utilizan para la elaboración del vino, no para el consumo humano.

Composición:

Agua fisiológica.. 70%
Hidratos de carbono (glucosa, levulosa, fructosa)... 28%
Proteínas (conteniendo 10 aminoácidos esenciales)…………......................... 1,2%
Lípidos (linoleico, linolénico y araquidónico) .... 0,4 gr
Vitaminas (A, B1, B2, C, PP, E, F y provitamina D) ……………….................... variable
Minerales (potasio, calcio, magnesio, sodio, hierro, yodo, azufre, cloro y fósforo) .... variable
Ácidos (tartárico, málico, cítrico, glucorónico y fosfórico……………............... variable

En su composición hay que destacar la presencia de sus azúcares, los cuales se asimilan directamente por el organismo y por tanto su aporte energético es inmediato, aunque por el hecho de estar compuesto de tres azúcares tiene un efecto energético a corto, medio y largo plazo. También hay que destacar la presencia importante de ácidos grasos no saturados presentes en la pepita, de la cual se extrae un aceite altamente interesante para la alimentación y la prevención de enfermedades degenerativas. Su alto contenido en potasio equilibra los excesos alimentarios en sal de cocina y los ácidos presentes le confieren sus propiedades medicinales, aunque se encuentren en cantidades pequeñas. El ácido glucorónico y fosfórico son dos componentes energéticos de primera magnitud.

Su transformación en vino hace que el zumo pierda todas sus propiedades primitivas y pase a convertirse en una bebida perjudicial, aunque en los menos purificados se encuentren restos de hierro y algún componente más.

El zumo de uvas da lugar al mosto, quizá un intermedio válido entre el vino y la uva, el cual se produce hirviendo durante treinta minutos el zumo para matar ciertas levaduras que darían lugar a su fermentación alcohólica y dejándolo enfriar totalmente sin destapar el recipiente, ya que la presencia de oxígeno lo haría fermentar y la botella podría explotar. El mosto comercializado contiene una cantidad considerable de ácido salicílico para conservarlo, por lo que se debe consumir con precaución.

Una vez fermentado, el zumo da lugar a lo que se denomina vino, del cual se han dicho cosas buenas y otras muy malas, pero que está tan arraigado en nuestra población que sería difícil lograr que la gente no lo consuma. A su contenido en alcohol hay que añadir la presencia de conservantes, saborizantes y colorantes, entre los que están: goma arábiga, gelatina, sulfato de potasa, ácido cítrico, caseína, cola de pescado y carbón. Estos son los que se conocen, ya que las pequeñas compañías vinícolas tratan de darle personalidad a sus caldos añadiéndole sustancias muy diversas que incluyen la carne de toro recién muerto, despojos de vísceras de cerdo, huesos, etc.

Aparte de sus propiedades medicinales que a continuación veremos, la uva es un extraordinario alcalinizante sanguíneo y puede sustituir en ocasiones a la leche materna, ya que cubre de manera similar las necesidades nutritivas del lactante.

Propiedades medicinales:

Artritis, merced a su efecto alcalinizante.

Asma, quizá por su contenido en azufre, calcio y ciertos aminoácidos.

Afonía: Realizar gargarismos con una mezcla de zumo de uva y limón en agua templada.

Anemia: Hay que llegar a beber hasta dos litros de zumo diarios, empezando por cien gramos en el desayuno.

Anorexia: Sus ácidos restauran la composición del estómago y es mejor tomar el zumo en ayunas o antes de comer.

Dermatosis: Se puede aplicar el zumo de uva directamente en la piel, la cual se volverá tersa y suave, o hervir los sarmientos y lavarse con el agua resultante.

Otras aplicaciones, igualmente importantes, son: estreñimiento, crisis histéricas, incontinencia de orina, gota, hemorroides, hepatopatías, cálculos renales, oligomenorreas, menopausia y tos rebelde o vómitos.

AFRODISÍACOS NATURALES

Dicen que Salomón, aquel rey que todo lo sabía, llegó a tener sesenta reinas legítimas y ochenta concubinas, e incluso tenía aún fuerzas para agradar a la reina de Saba durante las travesías por el mar Rojo. Nadie sabe con certeza cuál era su secreto para tan tremenda proeza, pero lo que sí sabemos era que tenía una gran pasión por las manzanas y los perfumes fuertes, y ninguna de estas dos cosas le faltaron nunca en su dormitorio.

Tampoco sabemos si ciertamente los reyes y emperadores estaban iluminados o protegidos por los dioses, pero algo de esto debería ser cierto, si no nadie puede dar una explicación tan fidedigna de cómo podían tener tantas cortesanas, concubinas o amantes al mismo tiempo. Lo que sí parece ser cierto es que alguna relación tenía la buena mesa con sus amoríos, ya que los grandes banquetes siempre eran el preámbulo de las noches de amor. Por este motivo, voy a realizar ahora un corto recorrido por todos aquellos alimentos que la historia ha nombrado como potenciadores de la pasión y, por pura deducción, incluiré también aquellos que han estado presentes en la mayoría de los banquetes de los poderosos, en la confianza de averiguar, casi por casualidad, el afrodisíaco perfecto. Ahora bien, si en alguna ocasión (o siempre, qué le vamos a hacer) sus ímpetus amorosos no se plasman en resultados prácticos, cambien de pareja; quizá ahí está el único secreto.

No hay mejor afrodisíaco que una pareja que nos guste y peor revulsivo que una que nos desagrade.

Y para aquellas personas en las cuales todo funciona bien y, además, tienen a su lado a la persona que quieren, al menos en ese momento, les voy a dar algunas orientaciones prácticas sobre los alimentos más activos en la esfera sexual, con el deseo de que así sus noches de amor sean más largas y perfectas.

Manzana: Utilizada ya con bastante éxito por Eva, es quizá el primer afrodisíaco conocido.

Aleta de tiburón: Plato típico de la comida china, es con seguridad uno de los secretos de la fecundidad de los chinos.

Jalea real: Es un estimulante general y por supuesto genital, el cual tarda algo en hacer efecto, pero los resultados son seguros y... prolongados.

Azúcar moreno: La costumbre de tomar siempre un postre dulce quizá fue puesta de moda por los buenos amantes, y lo cierto es que una ligera hiperglucemia es siempre beneficiosa para el amor. La falta de azúcar provoca una mayor producción de adrenalina y esta hormona bloquea cualquier respuesta favorable al sexo.

Vitaminas C y E: Si tu alimentación es deficitaria en alguna de ellas, mucho más si es en las dos, olvídate de tu pareja para algo que no sea pasear.

La vitamina E tiene una influencia directa porque actúa sobre los órganos reproductores y la C actúa sobre las glándulas endocrinas en general.

Apio: Al igual que cualquier alimento que actúe sobre los órganos urinarios, el apio tiene un moderado efecto afrodisíaco, aún más si se toma su caldo. Unido a la remolacha el efecto es aún mayor, pero no lo mezcles nunca con la lechuga, ya que si lo haces anularán los buenos efectos.

Avellana: Se consume en algunos pueblos en el banquete de boda e incluso se coloca en cestillos junto a la cama de los recién casados. Por algo será.

Canela: Sobre las propiedades de este condimento ya se ha hablado mucho, incluidas nuestras abuelas. Parece ser que añadida a los licores suaves el efecto es seguro e inmediato.

Cebolla: Y también el ajo, aunque lo mejor es que los coman los dos amantes al mismo tiempo, ya que así el fuerte olor de nuestro aliento no molestará a la pareja elegida. Ambos condimentos son utilizados ampliamente por los árabes en sus comidas y nadie les puede negar que saben tratar a las mujeres.

Clavo: He aquí otra especia de fuerte sabor y olor, pero que, utilizada sabiamente, incluso en la bebida, nos dará buenos resultados.

Frambuesa: Esta fruta es más adecuada para la mujer ya que contribuye a relajar los órganos sexuales y facilita el acto amoroso en el varón.

Ginseng: Un té tibio, quince minutos antes de empezar la sesión, es un brebaje totalmente seguro, ya que tantos millones de chinos y coreanos que lo toman no pueden estar equivocados.

Higo: He aquí otro fruto dulce, tan dulce como las pasiones que despierta. Los antiguos egipcios y los dioses griegos aparecían siempre con collares de higos, e incluso llegaron a considerar sagrada la higuera. En nuestro tiempo, aún es costumbre poner higos en la puerta de las chicas solteras en la confianza de que así saldrán rápidamente a la calle a buscar marido.

Malva: Esta hierba puede ser útil para aquellos encuentros fortuitos que nos hacen estar en tensión, ya que tomándola en infusión nos relajamos lo suficiente, al mismo tiempo que nuestra pasión aumenta.

Menta: Los cubatas con pipermín son bien conocidos por todos y si alguien los ofrece reiteradamente la insinuación es clara. En su mano está beberlo o no.

Muérdago: Lo mismo se utiliza para ahuyentar a los demonios que como filtro de amor. Las antiguas brujas lo incluían en sus brebajes y no habrían acudido a ellas tantos reyes y amantes en lágrimas si no hubieran hecho efecto.

Nuez: Otro fruto presente en todas las noches de bodas antiguas e incluidas también en los postres chinos. Tal coincidencia es significativa y mejor será dejar en la mesilla de noche un puñado de nueces.

Pimienta: Remedio rápido e infalible. Se puede añadir al zumo de tomate o a la bebida que quieras, siempre y cuando tu estómago no sea delicado.

Perejil: No se te olvide añadirlo a tus ensaladas amorosas para darles un nuevo toque.

Pistacho: Quizá ahí está el secreto de porqué es tan caro y tan apreciado por las gentes. Mézclalo en un plato junto a las avellanas y los higos y prepárate para lo que venga.

Romero: Unido a la menta es un buen tónico preparatorio para después de cenar.

Trufa: Otro alimento caro pero bastante eficaz.

Salvia: Esta planta no podía faltar en ningún jardín de la antigua Grecia y de ella se decía que daba vida eterna, pero creo que su verdadera utilidad no era precisamente la longevidad.

Alcachofa: No tiene un gran efecto, pero para mantenerse en forma...

Plátano: Nos repondrá fuerzas para intentarlo de nuevo, así que tenlo a mano.

Dátil: Otro fruto sagrado para los moros. La seguridad de su efecto es total, no lo pongas en duda.

Polen: Uno de los mejores afrodisíacos, pero tarda en hacer efecto al menos cinco días, así que planea con tiempo tus lances de amor.

Aguacate: En Méjico dicen que es un buen estimulante; mejor no vamos a dudar de su palabra.

Avena: Los copos de avena son muy útiles en la mujer sin entusiasmo, pero apenas tienen efectos en el varón.

Chocolate: Dicen que los españoles somos tan fogosos a causa del chocolate, así que ya saben: de merienda un tazón de chocolate con leche.

Pipas de calabaza: Ya está claro por qué se consumen tanto en los guateques de jóvenes. Actúa más que nada en los varones sin fuerzas.

Cereza: Si puedes, tritura el hueso y cómetelo. Contiene la preciada vitamina B15 de la cual dicen que hace a la gente eternamente joven.

Gamba: *Y* por supuesto cualquier marisco, de los que la tradición popular habla maravillas, más que nada en el sentido de volver a empezar.

Miel: Aquello de irse de luna de miel no era una tontería, ya que era costumbre regalar a los amantes jarras llenas de miel para que sus primeros escarceos amorosos estuvieran coronados por el éxito.

Regaliz: Dicen que la mujer que come regaliz es apasionada por fuerza, así que decídete a observar a tu alrededor.

Diente de león: Aunque no contiene ninguna sustancia especial, es un potente restaurador de energías perdidas.

Fresa: Estimula de una manera directa las glándulas endocrinas y el sistema nervioso. Si tu problema es el estrés, ya sabes.

www.ingramcontent.com/pod-product-compliance
Lightning Source LLC
Chambersburg PA
CBHW051855170526
45168CB00001B/115